·四川大学精品立项教材·

脊柱矫形器学

JIZHU JIAOXINGQI XUE

主　编　王　谦（四川大学华西医院）

副主编　赖华兵（四川省骨科医院）

　　　　刘　巍（昆明医科大学）

　　　　解　益（郑州大学第五附属医院）

编　委　（按姓氏拼音排序）

　　　　陈　敏（四川大学华西第二医院）

　　　　姜　冲（成都尚医信息科技有限公司）

　　　　解　益（郑州大学第五附属医院）

　　　　赖华兵（四川省骨科医院）

　　　　李　宁（成都体育学院）

　　　　李腾霖（郑州大学第五附属医院）

　　　　梁良懿（广东省新苗脊柱侧弯预防中心）

　　　　刘　巍（昆明医科大学）

　　　　刘小梅（四川大学华西医院）

　　　　梅　钊（上海诚应医疗科技有限公司）

　　　　王　谦（四川大学华西医院）

　　　　王海明（郑州大学第一附属医院）

　　　　王艳洋（四川大学华西医院）

　　　　吴会东（昆明医科大学）

　　　　尹子文（四川大学华西医院）

　　　　赵维维（四川省骨科医院）

　　　　赵志伟（四川大学华西基础医学院）

　　　　郑　倩（华中科技大学同济医学院附属同济医院）

　　　　郑　瑜（江苏省人民医院康复医学中心）

　　　　周春光（四川大学华西医院）

编写秘书　刘小梅

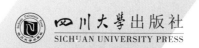

四川大学出版社

SICHUAN UNIVERSITY PRESS

项目策划：龚娇梅
责任编辑：龚娇梅
责任校对：张　澄
封面设计：墨创文化
责任印制：王　炜

图书在版编目（CIP）数据

脊柱矫形器学 / 王谦主编．— 成都 ：四川大学出
版社，2022.1
　　ISBN 978-7-5690-4129-3

　　Ⅰ．①脊… Ⅱ．①王… Ⅲ．①脊柱畸形－矫形外科学
－医疗器械 Ⅳ．① R682.308

中国版本图书馆 CIP 数据核字（2021）第 001090 号

书名　　脊柱矫形器学

主　　编　　王　谦
出　　版　　四川大学出版社
地　　址　　成都市一环路南一段 24 号（610065）
发　　行　　四川大学出版社
书　　号　　ISBN 978-7-5690-4129-3
印前制作　　四川胜翔数码印务设计有限公司
印　　刷　　四川盛图彩色印刷有限公司
成品尺寸　　185mm×260mm
印　　张　　12
字　　数　　214 千字
版　　次　　2022 年 1 月第 1 版
印　　次　　2022 年 1 月第 1 次印刷
定　　价　　90.00 元

◆ 读者邮购本书，请与本社发行科联系。
　　电话：(028)85408408/(028)85401670/
　　(028)86408023　邮政编码：610065
◆ 本社图书如有印装质量问题，请寄回出版社调换。
◆ 网址：http://press.scu.edu.cn

四川大学出版社
微信公众号

脊柱是人体重要的中轴结构，对维持良好的身体形态、保障器官和系统的正常功能起到重要作用。脊柱相关疾病，如颈椎病、椎间盘突出、脊柱骨折与脊髓损伤等，可严重影响患者的生活质量和身体健康。脊柱疾病和损伤与脊柱异常的生物力学之间有明确的关系，恢复和矫正脊柱异常的生物力学是脊柱疾病治疗成功的关键。脊柱矫形器作用于人体脊柱和躯干各部位，以生物力学理论为基础，发挥稳定、支撑、保护和矫正脊柱的作用，用于脊柱侧凸、脊柱骨折、颈腰椎疾病等的预防和治疗。同时，在脊柱疾病的特殊阶段，脊柱矫形器还可起到至关重要的作用，能够改善机体功能，减少并发症。

近年来，计算机网络技术、人工智能技术、3D打印技术、传感器技术的应用，推动了假肢矫形器在康复领域的快速发展，如计算机辅助设计与辅助制造技术（CAD/CAM）应用于脊柱矫形器的设计与制作，在脊柱侧凸的治疗中取得了较好的临床效果。各种智能化假肢矫形器产品和康复辅具的出现，在新的格局下促进康复医学踏上发展的新征程。因此，在技术革新的背景下，如何应用脊柱矫形器精准地治疗脊柱疾病？需要医生及假肢矫形器师在掌握脊柱解剖、生物力学等基础知识的基础上，对脊柱矫形器的功能和结构、安装前后脊柱功能进行评估与治疗效果的评价，对脊柱矫形器使用过程中如何重建脊柱运动功能加深认知，进一步积累实践经验。

据此，本教材从实用性和科学性出发，较全面地介绍了脊柱矫形器的基本理论和制作方面的知识。将理论与临床实践结合，既讲述了大量理论知识，也加入了众多临床病例。全书共七章，主要内容包括脊柱解剖、评估和影像学检查，脊柱矫形器的基础知识，头颈胸矫形器、胸腰骶矫形器和脊柱侧凸矫形器、脊柱矫形器的研究进展，脊柱矫形器的设计与制作实例。

目前，本科院校中尚缺乏假肢矫形器学方面的专业教材。本书中有关脊柱矫形器的部分内容来源于2008年"5·12汶川大地震"后香港理工大学援建四川大学的项目讲义，该讲义也包含了国际假肢矫形学会（ISPO）课程认证的基础内容。脊柱矫形器学已成为四川大学华西临床医学院假肢矫形专业学生的必修课程。本书可作为假肢矫形器学、康复治疗学和康复医学等相关专业的基础课程教材，也可供脊柱外科、神经外科、疼痛科等相关领域学者及临床工作者学习和参考。

在本书编写完成之际，衷心感谢四川大学华西临床医学院/华西医院康复医学中心假肢矫形专业全体师生在本书编写过程中提供的帮助，他们提供了大量完整的病例资料。感谢香港理工大学、郑州大学、昆明医科大学、四川省骨科医院、成都体育学院等假肢矫形器领域的专家为本书做出的重要贡献，希望本书的出版能提高脊柱矫形器的应用水平，有助于脊柱疾病的综合康复。本书错误与不足之处，敬请业界人士批评指正。

王　谦
2021年3月

第一章 脊柱基础知识

第一节 脊柱解剖 001

第二节 常见脊柱疾病 008

第三节 脊柱临床评估 013

第四节 脊柱康复评定 017

第五节 脊柱影像学 026

第二章 脊柱矫形器基础

第一节 脊柱矫形器分类与组成 035

第二节 脊柱矫形器的生物力学 040

第三节 脊柱矫形器适配前后的康复评定与康复训练 044

第三章 头颈胸矫形器

第一节 头颈胸矫形器概述 050

第二节 头颈胸矫形器的设计与制作 055

第四章 胸腰骶矫形器

第一节 胸腰骶矫形器概述 060

第二节 胸腰骶矫形器的设计与制作 066

第五章　脊柱侧凸矫形器

第一节　脊柱侧凸概述 075

第二节　脊柱侧凸的诊断与评定 077

第三节　脊柱侧凸的治疗 083

第四节　脊柱侧凸矫形器的种类 098

第五节　脊柱侧凸矫形器的设计和制作 105

第六章　脊柱矫形器的研究进展

第一节　头颈胸矫形器研究进展 147

第二节　胸腰骶矫形器研究进展 150

第三节　脊柱前后凸矫形器研究进展 153

第四节　脊柱侧凸矫形器研究进展 154

第五节　脊柱矫形器相关影像学研究进展 160

第七章　脊柱矫形器设计与制作实例

第一节　特发性脊柱侧凸病例 170

第二节　退行性脊柱侧凸病例 177

第三节　脊柱椎骨折术后病例 181

第一章　脊柱基础知识

第一节　脊柱解剖

脊柱位于人体中线，是人体的中轴、支撑人体的重要支柱，由椎骨、椎骨间连接、肌肉、韧带等共同组成。成人的脊柱长度约占身高的2/5。

一、椎骨

椎骨，按所在部位和形态特征分为颈椎（7块）、胸椎（12块）、腰椎（5块）、骶骨（1块）和尾骨（1块）。

椎骨的一般形态：椎骨由前方椎体和后方椎弓构成。椎体是椎骨承重的主要部分，其上下骨面粗糙，周围有血管进出的孔，以松质骨为主，表面密质骨较薄。椎弓与椎体连接的缩窄部分称椎弓根，其向后内扩展形成椎弓板。椎弓根的上、下缘各有一凹陷，为椎上切迹和椎下切迹，相邻椎骨的上、下切迹，共同围成骨性椎间孔，内有脊神经和血管通过（除骨性结构外，其前方的椎间盘和后方的椎间关节突关节囊均参与椎间孔的构成）。椎体和椎弓围成椎孔，全部椎孔串联起来构成容纳脊髓的椎管。椎弓上发出七个突起：棘突一个，尖端可在体表触及；横突一对，向两侧伸出；关节突两对，即上关节突和下关节突。

（一）各部椎骨主要特征

（1）颈椎：因其承受重力小，故椎体较小，横断面呈椭圆形，椎孔多为三角形。横突上有孔，内有椎动、静脉通过，颈椎骨质增生，可致横突孔狭窄并压迫椎动脉，影响脑的血供。横突孔的前、后骨块膨大为前结节和后结节，其中第6颈椎横突前结节特别突出，因前方有颈总动脉通过，又称颈动脉结节，可在此处压迫，暂时止血。第2～6颈椎棘突短，末端分叉。第7颈椎棘突长且不分叉，在颈后体表可见或扪及，称隆突，可作为计数标志。颈椎上、下关节突短，关节面呈圆形，几乎呈水平位。第3~7颈椎体上面侧缘向上突起，称钩状突，与上位椎体后外侧下缘可形成钩椎关节，又称Luschka关节。如钩状突过度增生，可使椎间孔变窄，压迫脊神经或向外压迫椎动脉。

第1颈椎又名寰椎，呈环状，无椎体、棘突和关节突。由前弓、后弓及侧块组成。前弓较短，后面正中为前结节，后面有齿突凹，与枢椎的齿突相关节。后弓较长，上有横行的椎动脉沟，后面正中为后结节。侧块连接前后两弓，上面各有一椭圆形的关节面，与枕髁相关节；下面有近圆形的关节面与枢椎上关节面相关节。

第2颈椎又名枢椎，椎体有一向上伸出的指状突起，称齿突，与寰椎的齿突凹相关节。

（2）胸椎：椎体从上向下逐渐增大，横断面呈心形。第2~8椎体侧面后份，接近椎体上缘和下缘处，各有一半圆形的上肋凹和下肋凹，相邻椎体的上、下肋凹和椎间盘与相应的肋头相关节。第1胸椎体上肋凹为圆形的全肋凹，与第1肋骨小头全部相接，第9胸椎下肋凹常缺如，第10~12胸椎通常为全肋凹。横突末端前面，有与肋结节相关节的横突肋凹。第11~12胸椎的横突无肋凹。胸椎关节突关节面呈冠状位，关节面分别朝后和朝前。棘突较长，向后下方倾斜，呈叠瓦状排列。

（3）腰椎：因承重大，椎体粗壮。椎孔大，呈三角形。上、下关节突粗大，关节面呈矢状位。棘突短而宽，呈板状，几乎水平地伸向后方。各棘突之间的间隙较宽，临床上可在此行椎管穿刺术。

（4）骶骨：成人骶骨由5块骶椎融合而成，呈扁三角形，可分为骶骨底、骶骨尖、盆面（前面）、后面以及侧缘。骶骨底朝上，前缘中份向前隆凸，称岬。骶骨尖向下，与尾骨相接。盆面光滑凹陷，中部有四条横线，是椎体融合的痕迹，横线两端有4对骶前孔。后面粗糙隆凸，正中线上有骶正中嵴，嵴外侧有4对骶后孔。骶椎的椎管融合为骶管，骶前、后孔均与骶管相通，分别有骶神经前、后支通过。骶骨外侧部上宽下窄，上份有耳状面与髂骨的耳状面构成骶髂关节，耳状面后方骨面凹凸不平，称骶粗隆。骶管上连通椎管，下端的裂孔称骶管裂孔，裂孔两侧有向下突出的骶角。

（5）尾骨：由3或4块退化的尾椎融合而成。其上端接骶骨，第1尾椎有一对向上的突起，为尾骨角。下端游离，为尾骨尖。

二、椎骨间连接

（一）直接连接（图1-1-1，图1-1-2）

（1）椎间盘：为连接相邻两椎体间的纤维软骨盘，分纤维环和髓核两部分。纤维环位于盘的周围，为多层的呈同心圆紧密排列的纤维软骨，可限制髓核向周围膨出；髓核位于盘的中央偏后，为柔软而有弹性的胶状物质。椎间盘不仅将相邻的椎体紧密连接在一起，而且还可缓冲震荡、承受压力，并允许脊柱做少量活动。由于纤维环前厚后薄，加之后纵韧带窄而较薄弱，所以纤维环的破裂常见于后外侧部，导致髓核易向后外侧突出，压迫脊髓或脊神经根，产生神经压迫症状。

（2）前纵韧带：宽厚，位于椎体和椎间盘的前面，上至枕骨大孔前缘，下达第2骶椎前方，可限制脊柱过度后伸，能防止椎间盘向前脱出。

（3）后纵韧带：窄薄，位于椎管内椎体和椎间盘的后面，上起自枢椎椎体后方，向下至骶管前壁，可限制脊柱过度前屈，能防止椎间盘向后脱出。

（4）黄韧带：位于相邻的椎弓板之间，由弹力纤维构成，也称弓间韧带，可防止脊柱过度前屈，维持脊柱直立，并参与椎管形成。

（5）棘上韧带：连接所有棘突尖的纵行韧带，其在项部特别发达，为三角形的弹性纤维膜，称项韧带，可为颈后部肌肉提供附着点，其上端附于枕外隆突和枕外嵴，向下附于第2～7颈椎棘突，有限制颈椎过度前屈的作用。

（6）棘间韧带：为连接相邻棘突间的纤维结缔组织，有限制脊柱过度前屈的作用。

（7）横突间韧带：是连接相邻横突间的韧带，可限制脊柱侧屈。

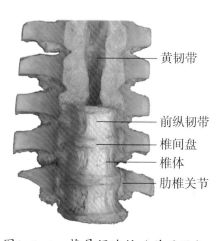

图1-1-1　椎骨间连接（前面观）

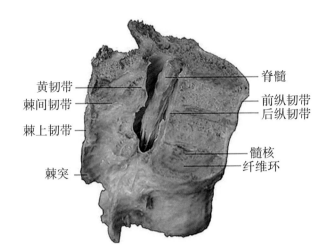

黄韧带
棘间韧带
棘上韧带
棘突

脊髓
前纵韧带
后纵韧带
髓核
纤维环

椎间盘组成及特点口诀：

　　椎体之间纤维环，

　　胶状髓核中间填。

　　后外薄弱为脱出，

　　压迫神经致痛瘫。

图1-1-2　椎骨间连接（矢状面和横切面结合）

（二）滑膜关节

（1）关节突关节：由相邻椎骨的上、下关节突构成，关节面曲度很小，只能做很微小的运动。在颈椎，其关节囊松弛，关节面几乎呈水平位，运动相对灵活。而胸腰部关节囊则坚厚紧张，关节面又呈冠状或矢状位，活动较受限制。

（2）寰枕关节：由寰椎的上关节凹和枕髁共同构成，属椭圆关节，使头可做屈伸、侧屈和环转运动。

（3）寰枢关节：是由寰椎的前弓与枢椎的齿突（单一寰枢正中关节）以及寰椎的两侧块下关节面与枢椎的上关节面（一对寰枢外侧关节）构成的三个独立关节，但在机能上它们属于联合关节，共同使头做旋转运动。

（4）寰枕、寰枢关节在结构上有诸多韧带加强。

①寰椎横韧带：位于寰椎两侧块内侧，横过齿突后方，此韧带中部向上有纤维束附于枕骨大孔前缘，向下有纤维束连接枢椎体后面，因此横韧带与上下行纤维束可共同构成寰椎十字韧带，防止齿突向后脱位。如此韧带撕裂，可导致齿突向后压迫脊髓。

②翼状韧带：由齿突尖两侧伸向外上方，连于枕髁内侧面，有固定齿突的作用。

③齿突尖韧带：由齿突尖延至枕骨大孔前缘。

④覆膜：为坚韧薄膜，从枕骨斜坡下降，覆盖于上述韧带后方，向下移行为后纵韧带。

⑤寰枕前膜：为前纵韧带连于枕骨大孔前缘与寰椎前弓上缘之间的部分。

⑥寰枕后膜：位于枕骨大孔后缘与寰椎后弓上缘之间。

三、脊柱的整体观及其运动

脊柱位于躯干后部中线上，起支撑和负重作用，并参与构成胸腔、腹腔和盆腔的后壁。脊柱中央的椎管容纳和保护脊髓、脊神经根及被膜。

脊柱的前面可见椎体由上而下逐渐增大，这与椎体的负重逐渐增加有关。自骶骨耳状面以下，由于重力经髋骨传至下肢，所以骶骨、尾骨迅速变小。

脊柱的侧面可见四个生理弯曲，其中颈曲、腰曲凸向前（分别与婴幼儿的抬头和坐立有关），胸曲、骶曲凸向后（原始性），这些弯曲可缓冲人体在运动时对脑和内脏产生的震荡，并可维持人体重心的平衡。（图1-1-3）

脊柱两椎骨之间连接稳定，运动范围小，但整个脊柱的活动范围较大，可做前屈、后伸、侧屈、旋转和环转运动。脊柱各部运动幅度有差异，颈、腰部运动幅度大，较灵活；胸、骶部运动幅度小。

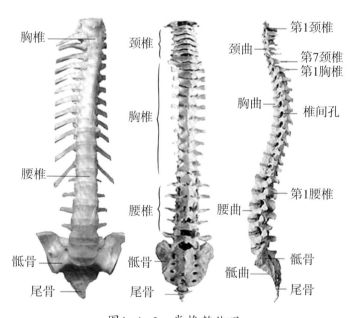

图1-1-3　脊椎整体观

四、肌与深筋膜

（一）深筋膜

（1）项筋膜：为颈部深筋膜的一部分，上附于枕外隆突和上项线，下移行为胸腰筋膜，内侧附于项韧带。

（2）胸腰筋膜：上与项筋膜相续，下附于骶骨后面和髂嵴，中线附于椎骨棘突和棘上韧带，外侧附于肋角。其中腰部的胸腰筋膜较厚，可分为三层，前层位于腰大肌、腰方肌前方；中层内侧附于腰椎横突和横突间韧带，借以分隔竖脊肌和腰方肌；后层位于竖脊肌后方。三层向外侧融合在一起，其中前、中两层可形成腰方肌鞘，中、后两层形成竖脊肌鞘。胸腰筋膜中层上部于第12肋与第1腰椎横突之间的部分明显增厚形成腰肋韧带。

（二）浅层肌

（1）背阔肌：为全身最大的扁肌，位于背下部和胸外侧的浅层，起于下6个胸椎及全部腰椎棘突、骶骨背面中线和髂嵴后部，止于肱骨小结节下方。此肌可使肩关节内收、旋内和后伸。若上肢上举固定，可引躯体向上。

（2）斜方肌：位于项部和背上部的浅层，起自上项线、枕外隆突、项韧带和全部胸椎棘突，纤维行向外方，止于锁骨外侧段、肩峰和肩胛冈。上部肌束收缩，可上提肩胛骨，下部肌束收缩可降肩胛骨，中部或全部肌束收缩则可使两侧的肩胛骨向中线靠近。

（3）肩胛提肌：位于斜方肌上部深面。起自上四个颈椎横突，肌束向下，止于肩胛骨上角。作用：上提肩胛骨，并使肩胛骨下角向内旋转。若固定肩胛

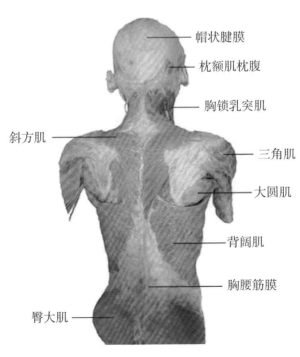

图1-1-4 背部浅层肌

骨，可使颈屈向同侧。

（4）菱形肌：位于斜方肌上部深面，起自第6、7颈椎和第1～4胸椎的棘突，肌束向下外止于肩胛骨脊柱缘。作用：使肩胛骨向脊柱靠拢并上提肩胛骨。（图1-1-4）

（三）深层肌

（1）夹肌：起自项韧带下半、下位颈椎及上位胸椎棘突和棘上韧带，分为两部分，止于乳突和上项线的为头夹肌，止于上位第2、3颈椎横突的为颈夹肌。一侧收缩头向同侧旋转，两侧同时收缩头后仰。

（2）竖脊肌：又称骶棘肌，位于背部的深层、脊柱两侧的沟中，是背肌中最长、最强大的肌，起于骶骨背面、髂嵴和腰椎棘突，止于椎骨、肋骨和颞骨。一侧竖脊肌收缩，可使脊柱侧屈，两侧同时收缩可使脊柱后伸和头后仰。

（3）横突棘肌：位于竖脊肌深面，分头半棘肌、颈半棘肌、胸半棘肌三组，起自横突，斜向内上，止于附近或远侧棘突。可伸脊柱颈胸部，并使其向对侧旋转。

（4）棘间肌：为相邻椎骨棘突之间的肌束，可伸脊柱。此外相邻横突之间的肌束为横突间肌，有侧屈脊柱的作用。

（5）枕下肌：是指附于寰椎、枢椎和枕骨三者之间的肌群，包括头后大直肌、头后小直肌、头下斜肌和头上斜肌。主要参与寰枕关节上的仰头活动或使面部转向对侧。

头后大直肌：起自枢椎棘突，斜向外上，止于枕骨下项线外侧。

头后小直肌：位于头后大直肌内侧和深面，起自寰椎后结节，向上止于枕骨下项线内侧份。

头下斜肌：起自枢椎棘突，斜向外上止于寰椎横突。

头上斜肌：起自寰椎横突，斜向内上止于枕骨下项线外侧部。

（赵志伟）

第二节　常见脊柱疾病

一、脊柱骨折脱位

（一）上颈椎损伤

1.上颈椎脱位

（1）寰枕脱位：主要发生在儿童，多合并有严重的神经损伤，死亡率极高。

（2）寰枢脱位：包括旋转脱位和前脱位。

2.上颈椎骨折

（1）寰椎骨折：包括前弓骨折、后弓骨折、侧块骨折和爆裂骨折（Jefferson骨折）。单纯的前、后弓骨折是稳定的骨折，而爆裂骨折和侧块骨折伴有寰椎横韧带受累，则是不稳定骨折。

（2）枢椎骨折：包括齿状突骨折、绞刑骨折和复合骨折。复合骨折可累及枢椎的椎体、关节突及棘突，应引起重视。

上颈椎不伴有骨折的单纯脱位发病率相对较低，但该损伤极不稳定，合并神经损伤的发生率为70%，死亡率高达52%。因此，对外伤后有枕颈部疼痛而X线检查未发现有明显骨折的患者，骨科/康复科医师应引起注意。

上颈椎损伤临床治疗原则：早期有效制动，避免二次损伤；首选非手术治疗，保留颈部运动功能；严格手术治疗方案，注重术后功能康复。

（二）下颈椎损伤

下颈椎又称低位颈椎，由第3～7颈椎组成，共5块。下颈椎位于相对稳定的头颅和上颈椎复合结构与相对固定的胸椎之间，是头部和躯干相对运动时应力集中的部位。因此，下颈椎损伤发病率远高于上颈椎损伤，同时下颈椎损伤合并神经损伤的发病率高，可造成颈段脊髓损伤等一系列严重的并发症。在正确急救及临床诊治的基础上，开展早期强化康复训练，对减少患者病死率、防止脊髓损伤加重及促进功能恢复具有重要的意义。

（三）胸/腰椎损伤

临床统计资料显示，胸椎及腰椎损伤占全部脊柱损伤的50%以上，其中胸椎（T_1～T_{10}）损伤仅占20%～30%，胸腰椎（T_{11}～L_2）损伤高达60%～70%，下腰椎（L_3～L_5）损伤约占10%。胸腰椎及腰椎损伤后，在维护神经功能的同时保留该节段脊柱的运动功能和承重功能是临床治疗和康复治疗的共同任务。

胸腰椎及腰椎损伤分类主要依据以下三个方面：损伤机制，损伤的形态特点，胸腰椎不稳定程度。目前，临床上骨折分类主要参考Denis三柱理论，按照形态特点分为楔形（压缩）骨折、爆裂骨折、中后柱损伤及骨折脱位4种基本类型。Ferguson等在改良Denis三柱理论的基础上主要按其损伤机制进行分类。近年来，AO系统主要依据二柱理论提出了分类：A型为前柱损伤（Denis前中柱损伤），B型为后柱损伤（Denis中后柱损伤），C型为前后柱损伤伴旋转（Denis三柱损伤）。

胸椎损伤因胸廓的存在，不伴有神经损伤的压缩骨折或爆裂骨折可应用非手术治疗达到良好的治疗效果。但一般需要早期卧床4～12周，佩戴支具3～4个月。近年来，脊柱外科技术的进步使脊柱内固定得到广泛应用，除轻度压缩骨折和因为各种因素不能进行早期手术外，大多数胸椎骨折广泛应用手术治疗。对于不完全性脊髓损伤患者，应早期开展手术减压及内固定以利于脊髓功能的恢复。对于完全性脊髓损伤患者，正确的手术治疗虽不能逆转脊髓损伤，但可矫正畸形、重建脊柱稳定性，利于患者早期康复。

胸腰椎及腰椎损伤中，压缩骨折一般不伴有神经损伤，前柱压缩小于50%的骨折采取非手术治疗即可达到良好的效果。前柱压缩大于50%的骨折应用后路手术治疗，但条件不允许者也可应用非手术治疗，一般需要早期卧床4～12周，佩戴支具3～6个月，推荐在无负载下活动。爆裂骨折多应用手术治疗，但对无神经损伤且无后柱损伤的单节段爆裂骨折可采取非手术治疗。

二、脊髓损伤

脊髓损伤是因各种致病因素（外伤、炎症、肿瘤等）引起的脊髓横贯性损伤，可造成损伤平面以下脊髓神经功能（运动、感觉、括约肌及自主神经功能）的障碍。目前，国际上通常采用脊髓损伤神经学分类国际标准（2011年修订版）对脊髓损伤患者进行查体及分级，具体内容如下。

（一）美国脊髓损伤学会残损分级

美国脊髓损伤学会（American Spinal Injury Association, ASIA）将脊髓损伤程度分级分为A～E五个等级：

A级：完全损伤。鞍区S_4～S_5无任何感觉或运动功能保留。

B级：不完全感觉损伤。神经面以下包括鞍区S_4～S_5无运动但有感觉功能保留，且身体任何一侧运动平面以下无3个节段以上的无能运动功能保留。

C级：不完全运动损伤。神经平面以下有运动功能保留，且神经损伤平面以下50%及以上的关键肌肌力小于3级（0~2级）。

D级：不完全运动损伤。神经平面以下有运动功能保留，且单个神经损伤平面以下50%及以上的关键肌肌力大于等于3级。

E级：感觉和运动功能正常。

（二）鞍区保留

骶部有以下四种感觉、运动功能之一：

（1）触觉。

（2）痛觉。

（3）肛门指诊时的肛门感觉。

（4）肛门指诊时的肛门外括约肌收缩。

（三）完全性损伤与不完全性损伤

（1）完全性损伤：无鞍区保留。

（2）不完全性损伤：有鞍区保留。

（四）截瘫和四肢瘫

（1）截瘫：脊髓T_1平面以下损伤。

（2）四肢瘫：脊髓T_1平面以上损伤。

（五）感觉功能评定

感觉功能评定内容包括身体左右两侧各28个关键点。

（1）感觉评定检查触觉和痛觉，以患者能否区分钝和锐为标准，如患者不能区分钝和锐，评分仍为0。

（2）28个关键点的触觉和痛觉按三级评分法分别为：0=感觉缺失；1=受损；2=正常；NT=不可测。28个关键点，每项2分，双侧共112分。

（六）运动功能评定

（1）肌力评定：10对关键肌。

（2）运动积分：将肌力0~5级作为分值，把各关键肌的分值相加，正常者两侧运动平面总积分为100分。

（七）损伤平面

有完整的感觉和运动功能的脊髓平面。

（八）膀胱、直肠功能评定

（1）膀胱：尿流动力学、尿流率、膀胱压力容积、尿道压力分布、括约肌肌电图。

（2）直肠：肛门括约肌张力、肛门和会阴区感觉、球–肛门反射检查。

三、脊柱侧凸

脊柱侧凸（scoliosis）是一种复杂的三维脊柱畸形，病因不清，影响脊柱的力线、生长和功能。其中，青少年特发性脊柱侧凸（adolescent idiopathic scoliosis, AIS）最常见。流行病学调查发现，我国AIS的发病率为1.5%～3.0%。AIS不仅影响青少年患者的体型发育，限制其日常生活活动能力，而且易引起青少年自卑、抑郁等心理问题。当脊柱侧凸角度逐渐增大时，可导致疼痛、继发心肺功能受限，严重降低患者的生活质量。目前，脊柱矫形手术是治疗中重度AIS的唯一方法，但是费用高、创伤大，给青少年患者造成沉重的心理负担和家庭经济负担。如果AIS能够早期发现，就可采用观察随访、矫形器治疗、运动体操及物理因子治疗等非手术方法延缓、控制或治疗。

四、颈椎病

颈椎病（cervical spondylosis）是一种常见病、多发病，多由颈椎间盘退变、突出，颈椎骨质增生，韧带增厚、钙化等退行性变刺激或压迫其周围肌肉、血管、神经、脊髓，从而出现一系列临床症状和体征。主要临床表现为头、颈、臂、手及前胸等部位疼痛，并可有进行性肢体感觉及运动障碍，可伴头晕、心慌，严重者可致肢体软弱无力、大小便失禁等。根据受累组织不同，颈椎病分为软组织型、神经根型、脊髓型、椎动脉型及交感型。如果两种以上类型同时存在，称为"混合型"。颈椎X线摄影、电子计算机断层扫描（CT）及磁共振成像（MRI）、经颅彩色多普勒（TCD）等为颈椎病的常用检查项目。大多数患者通过牵引、按摩、物理因子治疗、针灸等非手术疗法可获得较好的疗效。极少数患者出现神经、血管、脊髓受压症状进行性加重，或反复发作，严重影响工作及生活，需要手术治疗。

五、下背痛

下背痛（low back pain, LBP）是骨科疾病常见的症状之一。据统计，90%的人一生中都曾有过下背痛的体验。下背痛不是一种疾病诊断，而是以背部疼痛为代表的一组症候群或综合征。下背痛表现为腰、骶、臀部的疼痛，伴有或不伴有下肢的症状。下背痛病因复杂，可能与局部的骨骼、肌肉、椎间盘、软组织等受到激惹有关。

临床上下背痛的常见检查项目包括：腰椎X线摄影、CT及MRI，血沉、C反应蛋白，骨密度，肌电图，肌骨超声，下肢动静脉彩超等。

临床诊断为下背痛时，应首先鉴别特异性下背痛和非特异性下背痛。对于特异性下背痛，应及时转至临床相关科室进一步诊治。一般而言，下背痛的临床治疗原则以非手术治疗为主，包括健康教育、卧床休息、腰围制动、药物治疗、注射治疗、物理治疗、牵引治疗、手法治疗、运动疗法、再生康复治疗、针灸治疗等，如非手术治疗无效，再考虑手术治疗。

六、骨质疏松症

骨质疏松症（osteoporosis，OP）是以骨强度下降，骨折风险增加为特征的骨骼疾病。骨强度反映骨骼的两个方面，即骨密度和骨质量。骨质疏松症分为原发性和继发性两大类，其主要临床表现为骨痛和脆性骨折，常见骨折部位有胸腰段椎体、股骨近端、桡骨远端和肱骨近端等。

临床常用的OP检查项目包括：全脊柱X线摄影、骨密度检查、CT、MRI、全身骨扫描、血常规、尿常规、肝肾功能，血钙、磷、碱性磷酸酶等。双能X线吸收法（dualenergy X-ray absorptiometry，DXA）是世界卫生组织（World Health Organization，WHO）推荐的OP评估方法，是公认的OP诊断的金标准。参照WHO推荐的诊断标准，DXA测定骨密度值低于同性别、同种族健康成人的骨峰值不足1个标准差为正常（T值≥-1.0 SD）；降低1.0～2.5个标准差为骨量低下或骨量减少（-2.5 SD<T值<-1.0 SD）；降低程度等于或大于2.5个标准差为OP（T值≤-2.5 SD）；降低程度符合OP诊断标准，同时伴有一处或多处骨折，为严重OP。

OP的预防和治疗策略包括：调整生活方式；骨健康基本补充剂；抗骨质疏松治疗；物理因子治疗（脉冲电磁场）和运动疗法等。

七、强直性脊柱炎

强直性脊柱炎（ankylosing spondylitis，AS）是以脊柱及骶髂关节慢性炎症为主要表现的全身性疾病。本病多见于青壮年，有明显家族聚集性，和人类白细胞抗原（HLA-B27）密切相关。AS的病理特征是韧带及关节囊骨附着端的炎性病理改变，继而纤维化和骨化，临床表现为韧带骨赘形成、椎体方形改变、椎骨终板破坏、跟腱炎和其他改变。AS的主要临床表现为受累部的疼痛和活动受限，约90%的AS患者最先表现为骶髂关节炎。患者病情可长达十余年，其间病变及疼痛有缓解期，数月数年后可复发，最后随着疼痛消失，脊柱强直。

　　AS的诊断主要依据临床表现和放射线检查，可进行血常规、血沉、C反应蛋白、HLA-B27、免疫功能、类风湿因子、碱性磷酸酶、肌酸激酶等实验室检验。

　　AS至今病因不明，尚无有效的预防及治愈措施。本病治疗的目的在于控制炎症，缓解症状，防止脊柱、髋关节僵直畸形或保持于最佳功能位置，尽量保留肋椎关节和其他关节的活动度。晚期严重畸形者需进行外科治疗，如髋关节置换术、脊柱畸形矫正等。

（陈　敏　王　谦）

第三节　脊柱临床评估

一、颈椎
（一）病史
（1）患者的年龄？
（2）患者的症状？
（3）损伤的机制？
（4）患者平时的活动或娱乐活动？
（5）患者是否存在外伤史？
（6）症状持续时间？
（7）疼痛的部位和范围？
（8）是否有放射性疼痛？
（9）引起疼痛加重的因素有哪些？
（10）是否有头痛？
（11）是否有感觉异常？
（12）患者手足末端是否有针刺感？
（13）患者是否有下肢症状？
（14）患者步行和平衡是否存在异常？
（15）患者是否有头晕、跌倒等？

（16）患者是否有耳鸣、眼花、视物模糊等交感神经症状？

（17）患者平时的姿势如何？

（18）患者是否有睡眠困难？

（二）查体

1. 视诊

（1）头部和颈部的姿势。

（2）两侧肩部高度。

（3）肌肉痉挛或不对称。

（4）面部表情。

（5）骨与软组织的轮廓。

（6）上肢缺血迹象。

2. 触诊

检查时嘱患者取坐位，自枕骨粗隆开始向下对逐个棘突依次进行触诊，触摸棘突、棘间隙及颈肩部两侧肌肉。

3. 运动功能检查

（1）颈椎活动范围：前屈、后伸、左右侧屈、旋转。

（2）肌力检查：颈屈肌群、颈伸肌群、胸锁乳突肌。

（3）反射检查：桡骨膜反射、肱二头肌反射、肱三头肌反射。

（4）病理征检查：霍夫曼（Hoffman）征。

4. 特殊检查

（1）臂丛神经牵拉试验：又称Eaten试验。患者取坐位，颈部前屈，检查者一手放于患侧头部，另一手握住患肢的腕部，呈反方向牵拉，如患者感觉患肢有疼痛、麻木则为阳性。若在牵拉的同时迫使患肢做内旋动作，称为Eaten加强试验。

（2）椎间孔挤压试验：又称Spurling试验。患者取坐位，头部微向患侧侧弯，检查者位于患肢后方，用手按住患肢顶部向下施加压力，如患肢发生放射性疼痛即为阳性。

（3）椎动脉扭曲试验：患者取坐位，做主动或被动旋转颈部活动，反复几次，若出现头晕、呕吐或突然跌倒等，即为阳性。

二、胸椎

（一）病史

（1）患者的年龄和职业？

（2）损伤的机制？

（3）疼痛与其他症状的详细情况？疼痛的部位和范围？有无放射痛或牵涉痛？

（4）疼痛是否在吸气、呼气或呼吸时发生？

（5）是浅表痛还是深部痛？是刺痛、烧灼样痛还是钝痛或隐痛？

（6）疼痛是否受咳嗽、打喷嚏或腹压增高的影响？

（7）疼痛加重与缓解的因素有哪些？

（8）是否存在特定体位的疼痛？

（9）是否存在消化系统疾病？

（10）胸部的皮肤是否正常，皮肤状态是否完整？

（二）查体

1. 视诊

（1）脊柱畸形：脊柱后凸（圆背畸形、驼背畸形、平背畸形）、脊柱侧凸。

（2）两侧肋骨不对称或外形异常。

（3）两侧肩部高度。

（4）胸部畸形：鸡胸、漏斗胸、桶状胸等。

（5）呼吸情况：呼吸方式、动度、频率、节律及阻力大小。

2. 触诊

检查时嘱患者取坐位，从前胸壁开始触诊，止于背部，了解是否有压痛、肌肉痉挛、皮温改变、肿胀或其他体征。

（1）前面：胸骨、肋骨和肋软骨、锁骨以及腹部。

（2）后面：肩胛骨、胸椎棘突。

3. 运动功能检查

（1）胸椎活动范围：前屈、后伸、左右侧屈、旋转、胸廓动度。

（2）反射检查：腹壁反射。

4. 特殊检查（硬膜囊牵拉试验）

硬膜囊牵拉试验又称Slump试验。患者取坐位，嘱其"塌腰"，即脊柱前屈、肩膀前伏，同时检查者固定患者头部保持垂直位，询问患者是否有症状出现。若无，则将患者的头颈向下按压并观察；如仍无症状，使患者一侧下肢被动伸膝后观察；如仍无症状，嘱患者伸膝并足背屈后观察。同法检查另一侧下肢。

臀部疼痛或症状重复出现为阳性，提示硬脊膜、脊髓或神经根受到牵拉。Butler主张检查胸椎时加上躯干的左右侧旋，如出现阳性体征，提示肋间神经的损伤。

三、腰椎

（一）病史

（1）患者的年龄？

（2）患者从事什么职业？

（3）患者的性别？

（4）损伤的机制？

（5）病史的时间？

（6）疼痛的位置和范围？

（7）疼痛的性质？

（8）是否存在放射痛？

（9）在咳嗽、打喷嚏、深呼吸、大笑的时候疼痛是否加重？

（10）是否有特定的姿势或动作加重或减轻疼痛，或引起功能障碍？

（11）疼痛是早晨还是夜间较重？

（12）是哪种运动导致的损伤？目前哪种运动受限？

（13）是否存在针刺样感觉异常或感觉麻木？

（14）是否存在肌力下降的表现？

（15）患者日常的活动和娱乐是什么？

（16）患者的睡姿是怎样的？是否有睡眠障碍？

（17）患者是否有排尿困难？

（18）患者是否长期服用某种药物？如激素类药物？

（19）患者生活能否自理？

（二）查体

1.视诊

（1）体型。

（2）脊柱力线。

（3）脊柱两侧软组织。

（4）骨盆及下肢对称性。

（5）行走步态。

2. 触诊

（1）脊柱定位触诊。

（2）压痛点、叩击痛、放射痛。

（3）肌肉痉挛。

3. 运动功能检查

（1）腰椎活动范围：前屈、后伸、左右侧屈及旋转。

（2）肌力检查：躯干伸肌群、腹直肌、腹斜肌、腰方肌等。

（3）反射检查：股四头肌反射、跖反射。

（4）病理征：巴宾斯基（Babinski）征。

4. 特殊检查

（1）直腿抬高试验：又称Lasègue试验。患者仰卧位，两腿伸直，分别做直腿抬高动作，然后再被动抬高。正常时，双下肢同样抬高80°以上并无疼痛；若一侧下肢抬高受限，不能继续抬高，同时有下肢放射性疼痛，则为阳性，提示有坐骨神经受压，检查者应同时记录直腿抬高的度数。如背伸踝关节时，下肢放射性疼痛加重，为直腿抬高加强试验阳性。

（2）股神经牵拉试验：又称Wasserman试验。患者俯卧位，检查者一手固定患者骨盆，另一手握患肢小腿下端，膝关节伸直或屈曲，将大腿强力后伸，如出现大腿前方放射样疼痛，即为阳性，提示可能股神经根受压。

（3）梨状肌紧张试验：患者仰卧位，将患肢伸直，并做内收内旋动作，如坐骨神经有放射性疼痛，再迅速将患肢外展外旋，疼痛缓解，即为阳性。

（陈　敏　王　谦）

第四节　脊柱康复评定

一、ICF评价体系

《国际功能、残疾和健康分类》（International Classification of Functioning, Disability and Health, ICF）在2001年第54届世界卫生大会上通过，是一种对疾病所造成的健康结果进行分类的评价体系。ICF整合了功能、残疾和健康的概念，对于康复医学实践和研究的发展而言，具有重要的意义。

ICF由两部分组成：第一部分包括功能和残疾两个组成部分，即身体功能和结构、活动与参与；第二部分包含环境因素和个人因素。图1-4-1显示了功能与残疾的相互作用、转化和演进的模式，个体的功能状况是健康状况（疾病、损伤、创伤、障碍等）与背景性因素（环境和个人因素）之间的动态相互作用的结果。ICF评价体系是康复医学的基本模式，涉及功能、结构、活动与参与评定，还包括环境因素和个人因素评定，是实现全面康复的前提与基础。

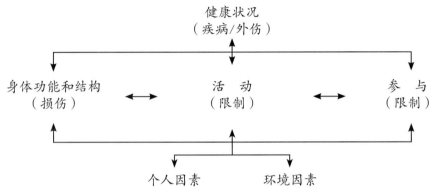

图1-4-1　基于ICF的功能和残疾模式图

二、功能评定

（一）感觉功能评定

1.感觉评定

（1）躯体感觉评定：浅感觉、深感觉和复合感觉。

（2）体表节段感觉评定：每一对脊髓后根的感觉纤维支配一定的皮肤区域，对体表节段感觉进行评定有助于脊神经或脊髓损伤的定位诊断。

2.疼痛评定

（1）疼痛强度评定：采用视觉模拟评分量表（visual analog scale, VAS）和/或数字评估量表（numeric rating scale, NRS）对疼痛强度进行评定。NRS见图1-4-2。

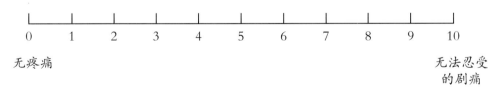

图1-4-2　数字评估量表（NRS）疼痛强度评定

（2）疼痛特性评定：根据疼痛的生理感觉、患者的情感因素和认识成分等多方面因素设计疼痛问卷调查表，如麦吉尔疼痛问卷（McGill pain questionnaire, MPQ）和简化麦吉尔疼痛问卷。

（二）运动功能评定

1. 脊柱关节活动度评定

脊柱关节活动度（range of motion, ROM）评定详情见表1-4-1。

表1-4-1　脊柱关节活动度评定

关节	运动	受检者体位	测角计放置方法			正常活动范围
			轴心	固定臂	移动臂	
颈椎	前屈	坐位／立位	肩峰	在矢状面上通过肩峰的垂直线	外耳道与头顶的连线	0°～60°
	后伸	坐位	肩峰	在矢状面上通过肩峰的垂直线	外耳道与头顶的连线	0°～50°
	侧屈	坐位／立位	第7颈椎棘突	第7颈椎棘突和第5腰椎棘突的连线	枕骨粗隆或头顶与第7颈椎棘突的连线	0°～50°
	旋转	坐位／立位	头顶	通过头顶的矢状轴	鼻梁与枕骨粗隆或头顶的连线	0°～70°
胸腰椎	前屈	坐位／立位	第5腰椎棘突侧面投影	通过第5腰椎棘突的垂直线	第5腰椎棘突与第7颈椎棘突的连线	0°～45°
	后伸	坐位／立位／俯卧位	第5腰椎棘突侧面投影	通过第5腰椎棘突的垂直线	第5腰椎棘突与第7颈椎棘突的连线	0°～20°
	侧屈	坐位／立位	第5腰椎棘突侧面投影	通过第5腰椎棘突的垂直线	第5腰椎棘突与第7颈椎棘突的连线	0°～35°
	旋转	坐位／立位	两侧肩胛骨上缘的连线与椅背延长线的交点	椅背的垂直线	两侧肩胛骨上缘的连线	0°～45°

2. 肌力评定

肌力（muscle power）评定可采用徒手肌力检查法、等速肌力检测或简单器械的肌力测试完成，本节主要介绍徒手肌力检查法。

徒手肌力检查法由Robert Lovett于1912年创立，分为正常（normal）、良好

（good）、尚可（fair）、差（poor）、微弱（trace）和无收缩（zero）6个等级（表1-4-2）。此外，每一等级可以用"+"和"−"进一步细分。

表1-4-2 徒手肌力检查分级评定标准

分级	名称	评定标准
0	零（zero, 0）	未触及肌肉收缩
1	微弱（trace, T）	触及肌肉轻微收缩，但不能引起关节活动
2	差（poor, P）	在减重状态下能完成关节全范围运动
3	尚可（fair, F）	能抗重力完成关节全范围运动，但不能抗阻力
4	良好（good, G）	能抗重力、抗一定阻力完成关节全范围运动
5	正常（normal, N）	能抗重力、抗充分阻力完成关节全范围运动

徒手肌力检查法评估脊柱肌力的标准及方法如下：

（1）颈前屈。

主动肌：胸锁乳突肌。

副动肌：头长肌、颈长肌、斜角肌（前、中、后）、舌骨下肌群、头前直肌。

5级和4级：患者仰卧，肩部放松，固定胸廓下部，抬头屈颈，能抵抗加在前额部的较大或中等阻力达全范围。

3级和2级：体位同上，患者屈颈幅度达全范围或部分范围。

1级和0级：当患者试图屈颈时，能或不能触及胸锁乳突肌收缩。

（2）颈后伸。

主动肌：斜方肌、颈部竖脊肌。

副动肌：多裂肌、头上斜肌、头下斜肌、头后大直肌、头后小直肌、肩胛提肌。

5级和4级：患者俯卧，颈屈曲位，胸廓下方垫一枕头，固定上部胸廓和肩胛骨，患者能抵抗加在枕部的较大或中等阻力，伸展颈椎达全范围。

3级和2级：体位同上，患者伸展颈椎达全范围或部分范围。

1级和0级：体位同上，头部予以支持，在颈后能或不能触及肌肉收缩。

（3）躯干前屈。

主动肌：腹直肌。

副动肌：腹内斜肌、腹外斜肌。

5级和4级：患者仰卧位，下肢被固定，双上肢置于颈后或体侧，患者能充分屈曲躯干达全范围。

3级：患者仰卧位，下肢被固定，双上肢置于颈后或体侧，患者的头、肩峰及肩胛骨上缘离开台面，而肩胛骨下角与台面保持接触。

2级：患者仰卧位，下肢被固定，双上肢置于颈后或体侧，患者仅能屈颈抬头。

1级和0级：患者仰卧位咳嗽时，在上腹壁能或不能触及肌肉收缩。

（4）躯干后伸。

主动肌：竖脊肌、腰方肌。

副动肌：半棘肌、多裂肌。

5级和4级：患者俯卧位，腹下方垫一个枕头，固定骨盆和下肢，两上肢和肩部离开台面，腰椎后伸时抵抗加在胸廓下部较大或中等阻力，且使胸廓下部离开台面。检查胸椎后伸时，应固定骨盆和胸廓下部，阻力加在胸廓上部。

3级和2级：患者俯卧位，固定骨盆和下肢，患者后伸胸腰椎达全范围或部分范围。

1级和0级：患者俯卧位，固定骨盆和下肢，患者试图后伸胸腰椎时能或不能触及肌肉收缩。

（5）躯干旋转。

主动肌：腹外斜肌、腹内斜肌。

副动肌：背阔肌、竖脊肌、多裂肌、腹直肌。

5级：患者仰卧位，双手置于颈后，固定下肢，屈曲躯干并旋转胸廓向一侧，然后转向另一侧。

4级：患者仰卧位，双手置于体侧，固定下肢，屈曲躯干并旋转胸廓向一侧，朝向运动方向一侧的肩胛骨完全抬离台面，对侧的肩胛骨仅有部分抬起。

3级：患者仰卧位，双手置于体侧，固定下肢，屈曲躯干并旋转胸廓向一侧，仅有朝向运动方向的一侧肩胛骨完全抬离台面。

2级：患者坐位，双上肢自然放在体侧，固定骨盆，患者可旋转胸廓至两侧。

1级和0级：患者仰卧，试图转体时在肋下缘能或不能触及肌肉收缩。

（6）上提骨盆。

主动肌：腰方肌。

副动肌：腹内斜肌、腹外斜肌、背阔肌。

5级和4级：患者仰卧位，腰椎适当伸展，双手抓住检查台边缘以固定胸廓，向头的方向提拉一侧骨盆，并可对抗加在踝关节处的较大或中等阻力。

3级和2级：体位同上，在轻对抗下（取代重力）可达全范围活动为3级，无对抗下可达全范围活动为2级。

1级和0级：体位同上，试图上提骨盆时在腰部竖脊肌外缘的深面（腰方肌）能或不能触及肌肉收缩。

3. 平衡功能评定

平衡功能评定包括仪器评定与量表评定两种方式。

（1）仪器评定：测试者双脚站在仪器力台上的指定位置，人体重心移动信号通过压电传感器转换成电信号，从而仪器对身体自发摆动状况进行定量分析，评定内容包括静态平衡功能、动态平衡功能和跌倒风险等。

（2）量表评定：可采用Berg平衡量表（Berg balance scale, BBS）、时间限制的站起和行走测验（the timed up & go test, TUG）等对平衡功能进行评定。

4. 步态分析

脊柱疾患患者由于疼痛、躯干控制不良、肌力减弱等因素，造成步态异常。步态分析的目的在于制订康复方案，评估康复疗效，比较不同矫形器的作用。

（1）定性分析：观察步态对称性、协调性和节奏性，步态动力链中每一个部位的运动情况，如躯干、骨盆、髋关节、膝关节和踝关节等。

（2）定量分析：借助专用设备对步态进行运动学与动力学的分析。

（三）心肺功能评定

脊柱骨折、骨质疏松症、脊柱侧凸与强直性脊柱炎晚期患者，由于疼痛和长期卧床，胸廓活动度受限，可造成心肺功能下降。

1. 心功能评定

采用活动平板、踏车等运动试验反映心脏功能状况，通过六分钟步行试验评定心脏储备功能，预测心衰致残率和病死率。

2. 肺功能评定

肺功能评定包括潮气量、补吸气量、补呼气量、残气量、肺活量、肺容量等。用力肺活量（forced vital capacity, FVC）是一种动态指标，反映肺活量的大小及呼气阻力的变化。

3.代谢当量（MET）

代谢当量（metabolic equivalent, MET）是以安静、坐位时的能量消耗为基础，表达各种活动时相对能量代谢水平的常用指标，1MET相当于耗氧3.5ml/（kg·min）。

（四）心理功能评定

脊柱疾患导致反复、长期疼痛及相应功能受限，容易引起患者焦虑、担忧、抑郁等心理问题。常用于心理功能评定的有汉密尔顿焦虑与抑郁量表。

三、结构评定

（一）基础评定

基础评定包括以下四个方面：视诊、触诊、动量和影像学检查，详见第一章第三、第五节内容。

（二）稳定性评定

脊柱骨折、脱位可造成急性脊柱不稳定，脊柱退行性变可造成慢性脊柱不稳定。

1.退行性腰椎不稳

根据Nachemson方法，采用过屈过伸位X线摄影检查，当相邻椎体间水平位移超过3mm、邻近椎间隙成角超过15°，则判断为椎体不稳。

2.腰椎滑脱

从正侧位和双斜位X线片上，通过腰椎峡部、小关节、椎间盘评估滑脱程度。滑脱程度以下位椎体为基础，将其上缘前后径分为4份，上位椎体前移在1/4以内者为Ⅰ度，在1/2以内者为Ⅱ度，超过1/2者为Ⅲ度，超过3/4者为Ⅳ度，与下位椎体完全错开者为全滑脱。

（三）脊柱侧凸评定

详见第五章第二、三节内容。

四、活动与参与评定

（一）日常生活活动评定

日常生活活动（activities of daily living, ADL）指一个人为了满足日常生活需要，每天所进行的必要活动，包括基础性日常生活活动（basic activities of daily living, BADL）和工具性日常生活活动（instrumental activitis of daily living, IADL）。BADL指人维持最基本的生存、生活所必需的活动，包括自理和功能性移动；IADL指人维持独立生活所必需的活动，包括使用电话、购物、做饭、家务、洗衣、服药、理财、使用交通工具、处理突发事件及社区内休闲活动等。

（二）改良Barthel指数评定

改良Barthel指数（Modified Barthel index, MBI）评定是康复医疗机构常用的评定方法，共10项内容，总分100分，其将ADL能力分为四级：①60分以上：生活基本自理；②60～40分：生活需要帮助；③40～20分：生活需要很大帮助；④20分以下：生活完全依赖。改良Barthel指数评分项目详见表1-4-3。

表1-4-3　改良Barthel指数评定

序号	项目	评分标准
1	进食	0 ＝较大和完全依赖
		5 ＝需部分帮助（夹菜、盛饭）
		10＝全面自理
2	洗澡	0 ＝较大和完全依赖
		5 ＝自理
3	梳妆洗漱	0 ＝较大和完全依赖
		5 ＝自理（独立洗脸、梳头、刷牙、剃须等）
4	穿衣	0 ＝较大和完全依赖
		5 ＝需部分帮助
		10＝自理（能解开纽扣、拉拉链和穿鞋等）
5	大便控制	0 ＝昏迷或失禁
		5 ＝偶尔失禁（平均每周 <1 次）
		10＝能控制
6	小便控制	0 ＝昏迷或失禁或由他人导尿
		5 ＝偶尔失禁（每天 <1 次）
		10＝能控制

序号	项目	评分标准
7	上厕所	0 = 较大和完全依赖
		5 = 需部分帮助
		10 = 自理
8	床椅转移	0 = 完全依赖别人
		5 = 需大量帮助
		10 = 需小量帮助或监督
		15 = 自理
9	行走	0 = 不能走
		5 = 在轮椅上独立行动
		10 = 需 1 人帮助（体力或语言督导）
		15 = 独立步行（可借助辅助器）
10	上下楼梯	0 = 不能
		5 = 需帮助
		10 = 自理

（三）社会参与评定

1. 职业评定

职业评定内容包括工作技能、工作机会、经济状况，雇主可接受性和社会支持系统等。

2. 社会交往评定

社会交往评定内容包括社会交往的主动性、交流能力、满意程度。

3. 休闲娱乐评定

休闲娱乐评定内容包括文娱活动的兴趣、爱好、参与态度和满意程度。

4. 生活质量评定

生活质量评定的常用工具为SF-36健康调查量表（表1-4-4）。其中，身体部分的评定内容包括健康状况、身体功能、功能受限和身体疼痛；心理部分的评定内容包括心理健康、情绪问题、社会功能和能量/疲劳。

表1-4-4　SF-36健康调查量表主要内容

主要内容	条目数量	量表条目	计算分值所需最少条目数
健康状况	5	1, 33, 34, 35, 36	3
身体功能	10	3, 4, 5, 6, 7, 8, 9, 10, 11, 12	5
功能受限	4	13, 14, 15, 16	2
身体疼痛	2	21, 22	1
社会功能	2	20, 32	1
心理健康	5	24, 25, 26, 28, 30	3
情绪问题	3	17, 18, 19	2
能量／疲劳	4	23, 27, 29, 31	2

（陈　敏　王　谦）

第五节　脊柱影像学

一、普通X线摄影

脊柱普通X线摄影是脊柱疾病诊断及治疗过程中最基本、最主要的检查，X线片可以显示椎体、关节、椎间孔和脊椎序列的解剖结构，帮助医生从整体上掌握部分脊柱病变的类型、位置、大小、范围等。根据矫形器制作的不同需要，可做全脊柱左右功能位X线检查。通过X线摄影检查，可以确立脊柱骨关节病变的诊断，制定矫形器康复方案，评估矫形器使用后的疾病进展变化。

脊柱X线摄影检查，一般选用正、侧位两个摄影位置，必要时根据需要选择斜位和功能位。对于怀疑特发性脊柱侧凸患者，应该拍摄站立位全脊柱正侧位（图1-5-1）与矫正位片。正常脊柱正位像呈直线排列，双侧结构基本对称。侧位像则显示脊柱的生理弯曲，整个脊柱因颈椎前凸、胸椎后凸、腰椎前凸和骶、尾椎后凸而构成双"S"形。正常脊柱侧位像椎体前缘之间、后缘之间、棘突之间的连线平滑而连续。在脊柱外伤骨折、脊柱退行性变、椎体滑脱、脊柱侧凸等情况下，上述平滑曲线出现变化。

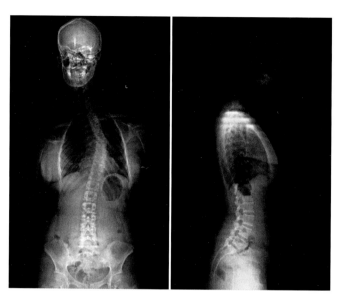

图1-5-1 脊柱正、侧位X线片

（一）颈椎

颈椎的X线片检查应包括颈椎的正、侧位，左、右斜位及张口正位片，以显示颈部的损伤情况，重点评估颈椎椎体的结构及颈椎曲度变化。颈椎椎体上面后缘略向上突起，称为钩状突，与相对椎体下面后缘的下突起形成钩锥关节，也称作Luschka关节，其增生是颈椎神经孔狭窄的重要原因，可通过颈椎斜位片清晰显示。（图1-5-2）

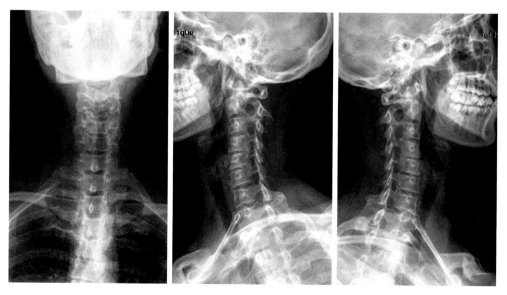

图1-5-2 颈椎正、侧、斜位X线片

（二）胸、腰椎

脊柱胸、腰段X线片检查应拍摄正、侧位片，这对于确定损伤的具体部位、类型，判断脱位或滑脱的现状，评估、指导矫形器的设计有极为重要的价值。（图1-5-3、图1-5-4）

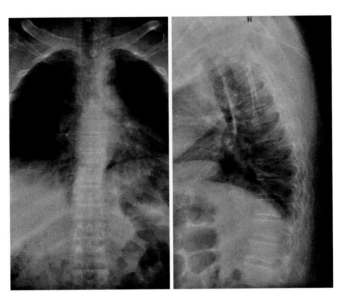

图1-5-3　胸椎正、侧位X线片

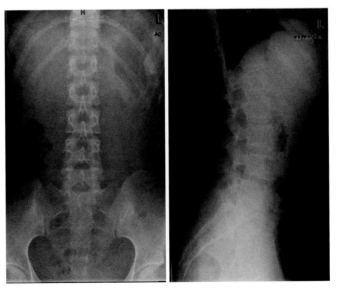

图1-5-4　腰椎正、侧位X线片

（三）骶、尾椎

骶、尾椎的X线检查应拍摄正、侧位片，必要时加摄骶髂关节的斜位X线片，同时，拍摄X线片时应注意骨盆结构的完整性。（图1-5-5）

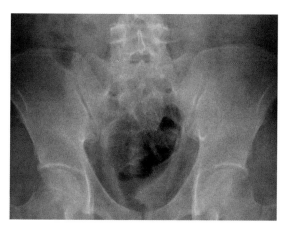

图1-5-5　骶、尾椎正位X线片

二、电子计算机断层扫描

脊柱电子计算机断层扫描（CT）可以更清晰地显示脊柱局部的病变，其对脊柱细小的病变，如骨破坏、小的钙化的显示较X线片更清晰，结合CT值的变化，其对于软组织病变也有一定的诊断价值，能同时了解椎间盘的变化、椎管直径的变化等。扫描部位、层厚可根据病变的需要而选择。

颈椎的CT检查矢状面上可清晰显示Luschka关节，在横断面上颈椎椎管大致呈三角形，其前后径小于12mm时考虑存在椎管狭窄。（图1-5-6）

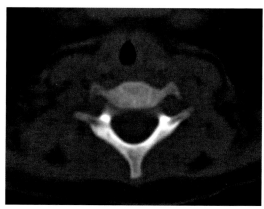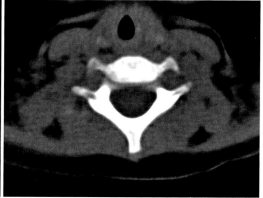

图1-5-6　颈椎CT

脊柱胸段棘突向后下倾斜如叠瓦状，胸椎上关节突先呈斜行，向下逐渐转变为冠状位，脊柱胸段横断面上椎管大致呈圆形。（图1-5-7）

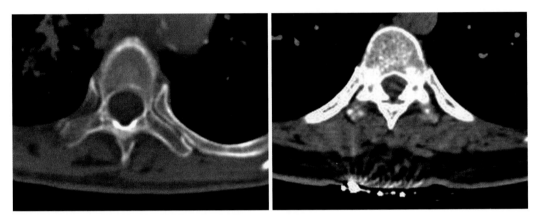

图1-5-7 胸椎CT

脊柱上腰段椎体横断面上椎管呈圆形、下腰段椎体横断面上椎管呈倒三角形。椎管的前外部分称为侧隐窝，其前壁是椎间盘和椎体后缘，外侧是椎弓根，后方是关节突。侧隐窝中有脊神经通过，小于2mm可认为存在狭窄。（图1-5-8）

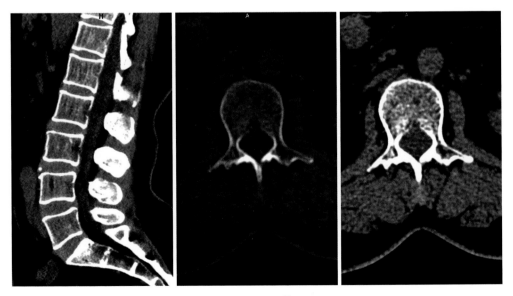

图1-5-8 腰椎CT

三、磁共振成像

脊柱磁共振成像（MRI）检查在鉴别软组织结构方面具有独特的优势，可为脊髓损伤、硬膜囊变化、新鲜椎体骨折、椎间盘退行性变、椎体终板退变等方面的评估提供更翔实可靠的依据。常用的扫描序列有T1WI、T2WI和脂肪抑制扫描，包括横断、冠状和矢状扫描，必要时可以行增强扫描。

在MRI中，脊椎的骨皮质呈低信号，骨髓呈稍高信号，脑脊液在T1WI呈低信号，T2WI上呈高信号；正常椎间盘在T1WI呈低信号，T2WI上纤维环呈低信号；脊髓在T1WI呈稍高信号，T2WI上呈中等信号；硬膜囊外的脂肪在T1WI、T2WI上均表现为高信号，前、后纵韧带、黄韧带均为低信号。（图1-5-9～图1-5-12）

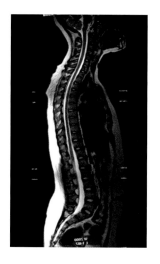

图1-5-9　全脊柱MRI

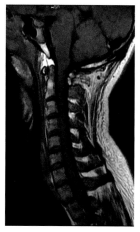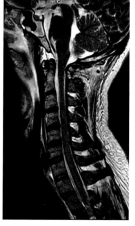

图1-5-10　颈椎MRI

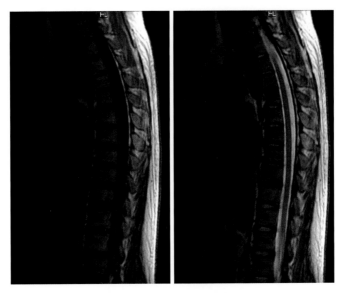

图1-5-11　胸椎MRI

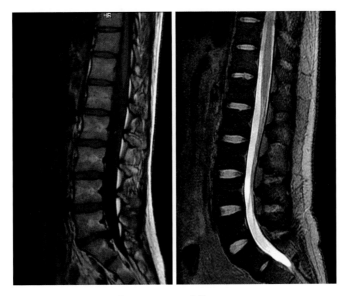

图1-5-12　腰椎MRI

四、超声检查

超声检查因安全、操作方便、价格低廉、可动态监测形态、功能学变化等优点在脊柱影像学中的应用越来越受到重视。颈椎检查时一般选用5.0MHz或7.5MHz的线阵探头，经背侧检查时宜选用3.5MHz或5.0MHz的线阵探头，经腹部检查时选用3.5MHz的凸阵或扇扫探头。

　　超声检查可以清晰显示脊柱椎旁肌肉、棘突、横突、椎弓板、椎小关节以及韧带等结构。近年来，随着脊柱三维超声的发展，可以通过软件重建、评估脊柱冠状面、水平面、矢状面上的动态变化，并用于脊柱侧凸的评估、监测（图1-5-13、图1-5-14）。同时，因为超声易反射、穿透性差、声像分辨率低等不足，限制了超声在脊柱、关节系统疾病检查等方面的广泛应用。

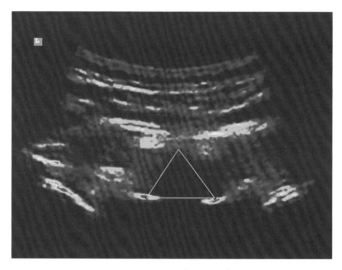

图1-5-13　脊柱超声

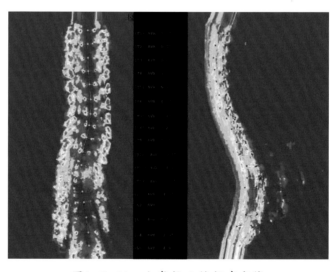

图1-5-14　全脊柱三维超声成像

（王海明）

【参考文献】

[1] Cuccurullo SJ. Physical medicine and rehabilitation board review[M]. New York: Demos Medical, 2014.

[2] Frontera WR, Delisa JA, Gans BM. Delisa's Physical medicine and rehabilitation: principles and practice[M]. 5th ed. Alphen aan den Rijn: Lippincott Williams & Wilkins, 2010.

[3] Liebenson C. Rehabilitation of the spine: a practitioner's manual[M]. 2nd ed. Baltimore: Lippincott Williams & Wilkins, 2007.

[4] Wang Q, Li M, Lou EH, et al. Validity study of vertebral rotation measurement using 3-D ultrasound in adolescent idiopathic scoliosis[J]. Ultrasound in Medicine & Biology, 2016, 42(7): 1473-1481.

[5] 柏树令. 系统解剖学[M]. 7版. 北京:人民卫生出版社,2010.

[6] 段承祥. 脊柱影像学[M]. 北京: 化学工业出版社,2007.

[7] 关骅, 张光铂. 中国骨科康复学[M]. 北京:人民军医出版社,2011.

[8] 陆廷仁. 骨科康复学[M]. 北京:人民卫生出版社,2007.

[9] 罗卓荆. 骨科检查评估[M]. 4版. 北京:人民军医出版社,2007.

[10] 王玉龙. 康复功能评定学[M]. 北京:人民卫生出版社,2013.

[11] 燕铁斌. 骨科康复评定与治疗技术[M]. 3版.北京:人民军医出版社,2011.

[12] 羊惠君. 实地解剖学[M]. 2版. 北京:人民卫生出版社,2010.

[13] 于长隆. 骨科康复学[M]. 北京:人民卫生出版,2010.

[14] 张朝佑. 人体解剖学[M]. 2版.北京:人民卫生出版社,1998.

[15] 张长杰. 肌肉骨骼康复学[M]. 2版.北京:人民卫生出版,2013.

[16] 周翔平. 医学影像学[M]. 北京:高等教育出版社,2008.

[17] 卓大宏. 中国康复医学[M]. 北京:华夏出版社,2007.

第二章　脊柱矫形器基础

第一节　脊柱矫形器分类与组成

一、脊柱矫形器的分类

（一）按部位分类

1. 颈胸腰骶矫形器

从颈部到骨盆的脊柱矫形器被称为颈胸腰骶矫形器（cervico-thoraco-lambo-sacral orthosis, CTLSO），具有较强的矫正功能，主要用于侧凸症，典型代表为密尔沃基（Milwaukee）矫形器。

2. 胸腰骶矫形器

从胸部到骨盆的脊柱矫形器称为胸腰骶矫形器（thoraco-lambo-sacral orthosis, TLSO），具有稳定、支持、矫正和保护功能，典型代表为波士顿矫形器。

3. 腰骶矫形器

从腰部到骨盆的脊柱矫形器称为腰骶矫形器（lambo-sacral orthosis, LSO），分为软性和硬性，主要用于治疗腰部各类疾患，如腰痛、腰椎间盘突出等。

4. 骶椎矫形器

仅用于骶椎的脊柱矫形器称为骶椎矫形器（sacral orthosis, SO），有稳定骨盆的作用，通过提高腹压，增强脊柱的支撑力，可用于治疗腰痛。

5. 颈椎矫形器

仅用于颈部的一类矫形器称为颈椎矫形器（cervical orthosis, CO），可预防骨骼、软组织变形，使颈椎保持良好的对线，稳定颈椎，放松肌肉，同时起到消除疼痛的作用。

（二）按材质分类

1. 软性式脊柱矫形器

多采用软性材料制作，以各种织物（布料、皮革、网状尼龙布或其他弹性带等）为主要材料，内加弹性支条增强的制品，可起到保护、支持、部分固定的作用。

2. 支条式脊柱矫形器

多为金属条、皮革制成的金属框架式矫形器，固定强度大，具有矫正脊柱侧凸的作用。

3. 塑形式脊柱矫形器

多用塑料板制成，可保持躯干对线，控制患者运动功能，重量轻、便于清洁，缺点是散热、排汗性能较差。

（三）按功能分类

1. 矫治性脊柱矫形器

矫治性脊柱矫形器可以矫正脊柱畸形、维持脊柱对线，多采用长轴牵引和三点固定产生的压力进行矫正。

（1）刚性脊柱矫形器。

Milwaukee矫形器：最早用于脊柱畸形的一类CTLSO，主要由骨盆带（主要由塑料制成）、胸带、后背支条以及下颌托组成。

Chêneau矫形器：适用于脊柱侧凸的矫正，有主动和被动两个活动机制。

Rigo Chêneau矫形器：适用于轻度到中度的青少年脊柱侧凸患者，侧凸位于L_4/L_5水平。

Chêneau light矫形器：为Chêneau脊柱矫形器的改良版，使用时更加便捷，易于调整和修改。

Gensingen矫形器：是在Chêneau light矫形器基础上设计的，采用计算机辅助设计/计算机辅助制造技术（CAD/CAM）制作的矫形器。主要用于弯曲角度超过50°的脊柱侧凸患者。

Chêneau Toulouse-Munster矫形器：属于前开口夜用型TLSO矫形器，其可对躯干施加一定压力纠正侧凸，防止病情加重，适用于Cobb角不超过30°的轻度脊柱侧凸患者。

ART矫形器：基于里昂方法使用CAD/CAM技术制作的矫形器

Wilmington矫形器：该矫形器通过减小支架的体积和重量来改善患者的依

从性。建议全天佩戴（23小时/天）。

　　Providence脊柱矫形器：适用于脊柱侧凸的治疗，通过反作用力使脊柱处于矫枉过正的位置上，也可在夜间使用。

　　Boston矫形器：适用于腰椎侧弯，多为半成品矫形器，有多种型号可供选择，节约制作时间和成本。

　　C-brace矫形器：适用于单一的脊柱对线变形的脊柱侧凸患者，穿戴此矫形器的患者躯干可以活动，穿戴舒适性更高。

　　Charleston矫形器：为一种非对称夜用型支具，意在提高患者的佩戴依从性，主要原理是通过凸侧的矫正来实现对侧凸的纠正。

　　Long lever scoliosis矫形器：主要用于治疗严重的特发性脊柱侧凸，稳定脊柱侧凸曲线所需的力量随长杠杆臂系统的使用而减少。

　　Progressive action short矫形器：是一种定制的TLSO矫形器，其原理基于受限制的脊柱可以通过在生长过程中转换其异常的负荷分布来实现矫正。

　　Lyon矫形器：原理基于将脊柱周围的韧带持续拉伸一定时间，保持结构的粘弹性水平，具体操作为用石膏固定4周，之后采用夜间支撑的方式。此类矫形器不推荐用于青少年和婴儿脊柱侧凸的治疗。

　　Sforzesco矫形器：主要由两块聚碳酸酯板构成，一个封闭件连接于前侧，垂直的铝条连接于后侧，尤其适用于基于SPoRT概念（对称，面向患者，刚性，三维）差的患者。

　　Lapadula矫形器：由聚碳酸酯板制成，结构同Sforzesco矫形器，适用于脊柱后凸和脊柱侧凸患者。

　　Sibila矫形器：结构与Lapadula矫形器相同，由聚碳酸酯板制成。

　　（2）软性脊柱矫形器。

　　Spinealite软性矫形器：又名CMCR（corset monocoque carbone respectant la respiration）矫形器。其内衬垫与Lyon矫形器相比更加舒适，且可拆卸由碳纤维叶片加固的轻型支架，可直接使用。

　　三角架（triac brace）矫形器：仅适用于T11以下脊柱侧凸，其采用动态矫正力矫正脊柱侧凸，美观，舒适，可调控。

　　SpineCore矫形器：适用于轻度的、病情简单的脊柱侧凸患者，通常是依从性较好的年轻人。SpineCore矫形器应用于侧凸畸形矫正时，采用强有力的弹性绷带，将脊柱向侧凸对侧牵拉，以纠正侧凸、旋转脊柱及保持脊柱稳定。

Scoliosis Lycra矫形器：适用于伴神经系统疾病的脊柱侧凸、脑瘫患者，其在凸面添加支撑面板，可以防止病情加重。

2. 固定、免荷性脊柱矫形器

固定、免荷性脊柱矫形器是以将肢体保持相对固定和减轻肢体承载负荷为主要功能的脊柱矫形器，其限制脊柱运动、支撑脊柱功能、分配和调整脊柱载荷。

（1）颈托：安装在颈部，包裹颈椎以限制颈部运动，同时减轻头部施加给颈椎的重量。

（2）费城颈托：由聚乙烯泡沫板成型加工制作，对颈椎正常屈伸运动可限制到30%左右，对回旋、侧屈的限制较小，穿戴舒适性好。

（3）模塑式颈椎矫形器：用于颈椎骨折、脱位等颈部需要完全固定和免荷的患者，多用于颈椎术后。

（4）带金属支条的颈椎矫形器：可通过支条的高度来调节颈椎的屈曲、伸展角度，还可限制颈椎的回旋与侧屈运动，减轻头部施加给颈椎的重量以及牵引颈椎。

（5）索米矫形器：通过调节颌托与枕骨托的高度，可以很方便地得到所要的颈椎屈曲、伸展角度。

（6）头环式颈胸矫形器：用于颈椎需要完全免荷和固定的患者。多用于颈椎外伤或颈椎术后外固定。

（7）奈特型腰骶矫形器：是用于治疗腰部疾患的具有代表性的脊柱矫形器，具有典型的"T"形结构，限制腰椎的伸展、屈曲、侧屈及回旋，利用腹压支撑体重，减轻腰椎前凸。

（8）威廉斯型腰骶矫形器：其在侧支条上装有一种关节铰链，对腰椎和胸腰椎的弯曲有一定矫正力，可以改善其过度前凸，允许腰椎前屈，限制后伸与侧屈，并具有提高腹压、减轻腰椎承重的功能。适用于腰椎前凸引起的疾病，如脊椎裂、脊椎滑脱、腰骶角增强等。

（9）泰勒型胸腰骶矫形器：是脊柱矫形器中一种有代表性的支撑上部腰椎和胸椎的胸腰骶矫形器。其利用三点固定原理使胸椎伸展，适用于胸椎后凸、强直性脊柱炎等。

（10）奈特–泰勒型胸腰骶矫形器：为奈特型和泰勒型的组合型矫形器，具有使胸椎伸展和减少腰椎前凸两种功能，对躯干侧屈和回旋的限制力比泰勒型胸腰骶矫形器大，一般用于需要较大固定力的胸腰椎疾患。

（11）朱厄特型胸腰骶矫形器：是由胸骨垫与耻骨上垫产生的向后力和由后面胸腰椎垫产生的向前力构成的典型三点固定式矫形器，可使胸椎过伸。

（12）斯坦德勒型胸腰骶矫形器：由与躯干轮廓相符的金属框架和双重骨盆箍组成，这种结构使矫形器牢固地稳定在骨盆上，从而使脊椎得到固定。

（13）模塑夹克式胸腰骶矫形器：多采用聚乙烯或聚丙烯塑料板在阳模上抽真空成型制作，这种矫形器完全与身体服帖，可最大限度地分散压力，舒适性好。

二、脊柱矫形器的组件

（一）胸带

大多数LSO和TLSO需要胸带，胸带多用铝板制作，为了发挥脊柱矫形器控制中最大的杠杆作用，胸带的位置应当尽量高一些，但不得妨碍肩胛骨的运动，胸带的上缘应位于肩胛下角的下方约2cm处。胸带的侧端位于腋中—股骨大转子连线。胸带可以与侧方支条、后背支条或肩带相接。

（二）骨盆带

骨盆带是脊柱矫形器最下方的组件，横绕于髂前上棘与股骨大转子之间，也是脊柱矫形器最重要的组件，其后下缘位于骶尾关节水平的下方。此外，骨盆带还有下缘位于骶骨两侧下方、支撑体重更充分的蝶形骨盆带和髂棘上再加一条环箍的双重骨盆带等形式。骨盆带侧方位于髂前上棘与股骨大转子之间，其前端止于腋中—股骨大转子连线。根据功能要求，骨盆带应能包住臀大肌，符合臀部的形状。骨盆带可使矫形器稳定地固定在骨盆上，即使躯干运动时矫形器也不会移动，同时还起到承受体重的作用，安装骨盆带的位置被称为骨盆拉环位。

（三）后背支条

后背支条多用钢板、铝板制成。脊柱矫形器两根后背支条应平行地位于脊柱两侧肌肉最丰满的部位，不应碰到棘突。其上端与胸带相连，其下端与骨盆带相连。后背支条的曲线可以按站立位腰椎前凸的形状制作，使腰椎处于后伸位；也可以制作成较平直的曲线，使脊柱处于某种屈曲位。

（四）侧支条

侧支条位于腋中—股骨大转子连线上。其后方与胸带、骨盆带相接，其前方与围腰的腹带或腹托相接。

（五）腹带

腹带又称围腰，是许多脊柱矫形器的前部。其上缘应位于胸骨剑突的下方1cm处，其下缘应位于耻骨联合。一般腹带用织物制成，使用带子调整腹部压力。腹带可以是脊柱矫形器的一部分，也可以作为独立的矫形器进行使用。

（六）塑料脊柱矫形器的部件

现代脊柱矫形器已经广泛地应用热塑性塑料板材进行制作。用塑料板材制作的矫形器部件的形状、安装部位要求与脊柱矫形器的金属部件要求一样。其不同在于，塑料脊柱矫形器部件具有重量轻、与身体接触性更好、容易清洁的特点。

（解　益　李腾霖）

第二节　脊柱矫形器的生物力学

一、脊柱的生物力学

（一）脊柱的运动节段

脊柱的运动节段是指脊柱的一个功能单位或者一个运动节段，包括两个邻近的椎体及其之间的软组织，是显示整个脊柱相似的生物力学特性的最小功能单位，其运动的叠加可构成脊柱的三维运动。

（二）脊柱的三柱理论

脊柱的前柱由前纵韧带、椎体的前半部分、纤维环的前半部分组成。中柱由后纵韧带、椎体的后半部分、纤维环的后半部分组成。后柱由椎弓根、黄韧带、关节囊和棘间韧带组成。当脊柱受到屈曲压缩的外力时，主要是前柱承受压力，中后柱承受张力。前柱压缩超过1/2时，中柱受损，后柱分离，造成椎体不稳。当脊柱受到牵张伸展外力时，后柱承受压力，出现椎弓板及棘突骨折，而椎体前部间隙增宽，前纵韧带损伤，造成椎体不稳。爆裂骨折多受垂直性外力作用，如骨折仅累及中柱，则椎体较稳定；同时累及后柱，系不稳定骨折。骨折脱位是三柱同时受损的一种骨折类型，无论何种外力所致，均属于不稳定性骨折。

（三）脊柱的功能

（1）运动功能：提供椎体在三维空间中的运动范围。

（2）承载功能：将载荷从颈部传到骨盆。

（3）保护功能：保护椎管内容纳的脊髓及神经根。椎体、椎间盘及前纵韧带、后纵韧带提供对脊柱的支持并吸收外界对脊柱产生的冲击能量。脊柱的运动范围主要依靠椎间关节复合体。躯干及韧带联合保证脊柱的稳定性，同时维持身体的姿势。

（四）脊柱载荷与应力分布

在生理载荷下，腰椎的前柱和后柱分别承受载荷的30%和20%；前柱和中柱共同负担载荷的70%，而后柱与中柱共同负担载荷的60%。前、中、后柱抗扭转能力各有不同，在5°旋转的情况下，如果前柱损伤，则抗旋转能力丢失90%，说明前柱（主要是椎间盘）是脊柱运动功能单位中的主要抗旋转结构。脊柱的稳定性依赖于三柱结构的正常和平衡。脊柱的内源性稳定是由椎体、椎间盘、椎间小关节和韧带束承担的；外源性稳定则由腰背部和腹部肌肉产生的张力，以及胸、腹腔的压力来维持。脊柱稳定性是实现其生理功能的先决条件，创伤和劳损可使脊柱的稳定性被破坏，产生腰、腿痛和相应的临床表现。

（五）脊柱的活动

脊柱活动通常涉及多个活动节段的联合动作。由于椎间盘和椎间关节的存在，使脊柱能沿冠状轴、矢状轴和纵轴活动。正常脊柱运动有"三维六自由度"，即冠状轴的屈、伸和左、右平移，纵轴的轴向压缩、牵拉和顺、逆时针旋转，矢状轴的左、右侧曲及前、后平移。因小关节面的排列方向不同，不同脊柱节段的活动方向和幅度也不一样。颈椎关节面的方向接近水平，故能做较大幅度的屈伸、侧屈和旋转活动；胸椎的小关节面呈冠状位，又有胸廓的存在，其活动幅度受到一定的限制；腰椎的小关节面呈矢状面，与横截面呈90°，与冠状面呈45°，其伸屈活动幅度从上至下逐渐增大，而旋转、侧屈活动幅度则受限明显。另外，由于椎间关节面的排列各异，当脊柱做水平旋转活动时，其轨迹的中心也不相同，颈椎的轨迹中心位于前方体外，胸椎在前方体内，腰椎位于后方体外。因此，只要椎间关节少许错动，即可引起退变和损伤性关节炎。脊柱屈曲的最初50°～60°主要发生在腰段，随后骨盆前倾可提供进一步屈曲。躯干侧屈活动由胸段与腰上段脊柱主导。颈椎和上胸椎侧屈时伴有旋转，棘突转向侧屈的凸侧；腰段则相反，侧屈时棘突转向侧屈的凹侧。

二、脊柱矫形器的生物力学

脊柱矫形器的作用主要是控制脊柱运动，牵引、矫正脊柱畸形和改变脊柱的对线关系，其主要的生物力学原理包括运动感觉提示、三点压力系统、对抗应力控制系统、端点控制和牵引作用等。

（一）脊柱矫形器的生物力学特性

在脊柱矫形器的生物力学研究中，一般把整个人体作为一个力学系统，体内肌肉的力量，骨、软骨、关节、韧带、肌腱及筋膜等组织受到的力是人体的内力；矫形器的压力、扭力、支撑反作用力等是人体受到的外力。脊柱矫形器的生物力学特性如下：

（1）矫正性：矫正弯曲畸形、维持脊柱对线。

（2）固定性：支撑脊柱功能，保护、限制脊柱运动。

（3）免荷性：分配和调整脊柱载荷，达到局部减轻载荷的作用。

（二）脊柱矫形器的生物力学原理

1. 纵向牵引

脊柱矫形器主要通过被动牵引和主动牵引来减少椎体和椎间关节载荷。被动牵引是外在的纵向作用力，主动牵引指佩戴矫形器后人在自身的呼吸运动中，由于腹腔和胸腔的横向运动受限，只能主动进行纵向运动，从而达到主动牵引的目的。脊柱矫形器通过对躯干前方、后方及两侧施加压力和限制作用（使腹腔和胸腔内的压力有所增加），对腰椎和胸椎产生纵向牵引，从而减少脊柱伸肌的负担及胸椎和腰椎上方的垂直载荷。研究表明，腹部的适当压力可以使$T_{12} \sim L_1$的垂直负荷减少55%，$L_5 \sim S$间的垂直载荷减少30%，背部肌肉能耗降低55%。

2. 三点力系统或复合局部压力

三点力系统指在某一个脊柱节段施加一个方向的压力和相反方向的另两个压力，并达到平衡，从而产生固定和矫正作用。其具体应用如下：

（1）三点固定：三点构成一个稳定的三角形，故三个点的压力可以起到很好的稳定作用。

（2）三点支撑：产生横向移动力和纵向拉力。

（3）三点力形成杠杆作用：可产生矫正转矩，而且矫正转矩的大小与校正对象的弯曲角度有关。即弯曲角度越小时，侧向力产生的矫正转矩效果就越好。

（4）组合式三点力系统：有时为了加强固定或增加局部的压力，常采用三点力的组合。需要注意的是，当使用的压力超过2.5N/cm²时，容易造成皮肤坏死和压迫性溃疡。

3. 力矩抗旋

利用四对大小相等，方向相反的力矩进行椎体抗旋。

4. 脊柱运动的控制

通过对躯干运动的限制，即依靠矫形器三点力系统的作用，随时提醒患者注意而减少脊柱的运动。

（1）机械的三点力系统作用：大多数硬性脊柱矫形器都具备此功能。

（2）心理上的运动限制：这是所有脊柱矫形器共有的重要作用。矫形器可以随时提醒患者注意姿势而使患者减少脊柱的活动。在处理脊椎关节和椎间盘疾病时，限制脊柱的运动十分重要。

5. 运动感觉提示

矫形器通过与躯干的接触，使机体的感觉系统有意识地进行反馈，促使患者调整到矫形姿态。

6. 端点控制

脊柱矫形器从两个相反方向的端点进行控制，稳定坍塌的脊柱。

7. 纠正对线关系

脊柱矫形器通过被动和主动的矫正力改变脊柱的对线关系。

（1）被动矫正力：通过矫形器上的各个压力垫施加在人体某个部位的作用力，达到改变脊柱对线关系的目的。

（2）主动矫正力：矫形器在人体的各个压力垫相对应的区域应该有压力释放区。人体在呼吸运动中，胸腔和腹腔容积会增大，但由于一侧或双侧受压，脊柱只能向有空间的释放区域偏移。一般矫形器在压力释放区域开有窗口，因此，人体可以通过自身的呼吸运动产生矫正力。

（刘　巍）

第三节　脊柱侧凸矫形器适配前后的康复评定与康复训练

脊柱侧凸矫形器适配前后的康复评定是判定患者是否适合佩戴矫形器、矫形器设计是否合理、矫形器佩戴效果以及矫形器对患者及其生活的影响的重要依据。康复训练则与矫形器相辅相成，共同合作以达成康复目标。

（一）脊柱侧凸矫形器适配前后的康复评定

1. 一般评定

（1）基本信息。基本信息包括患者年龄、性别、发现侧凸时间、身体发育状况、是否有家族遗传病史、是否有过敏史等。

（2）身体形态评定。康复治疗师应从患者身体前方、后方和侧方仔细观察：胸廓是否对称，有无漏斗胸、鸡胸、肋骨隆起等情况，对女性患者应注意乳房发育情况。形态评定包括：①双肩高度差异；②双侧髂前上棘高度差异；③侧偏最大的棘突偏离中线的距离；④臀裂偏离中线的距离；⑤双侧肩胛骨高度的差异；⑥两侧肋脊角与髂骨间的距离；⑦双下肢长度。

（3）脊柱活动度评定。详见第一章第四节。

（4）肌力评定。详见第一章第四节。

（5）神经系统功能评定。详见第一章第四节。

（6）脊柱侧凸评定。详见第五章第二、三节。

（7）心理评定。详见第一章第四节。

（8）生活质量评定。详见第一章第四节。

（二）脊柱侧凸矫形器适配前后的康复训练

康复训练能够防止制动引起的肌肉萎缩及废用性改变，预防脊柱僵硬，改善呼吸功能等，常用的康复训练包括自我姿势矫正、姿势训练、矫形体操、牵引训练等。患者必须在专业人员的指导下进行系统科学的康复训练和自我家庭训练。

1. 自我姿势矫正

良好的姿势是指在坐位、站立位等各种体位下身体各节段之间的良好对线，以减少肌肉做功，减少骨、关节、韧带间的应力。身体节段的对线异常会导致姿势异常，在日常生活中，康复治疗师要指导患者了解卧位、坐位、站立位及学习、工作时的正确姿势，教会患者利用各种参照物如墙、柱子、镜子等学习自我姿势控制和调节，直至不用参照物即能进行主动自我姿势纠正。康复训练一般从各体位下针对侧凸角度的姿势矫正开始，逐渐过渡到多体位下针对前后角度的矫正，最终目标是达到多体位下主动、独立的自我姿势矫正，然后进行维持姿势的耐力训练，如进行正确体位下的负重等长收缩训练，以增强肌肉的控制能力。

2. 姿势训练

（1）骨盆倾斜训练：通过骨盆倾斜运动减少腰椎前凸以伸长脊柱。腰骶角增大时，骨盆前倾，腰椎前凸程度增加，反之亦然。因此，要减少腰椎前凸程度，必须减小腰骶角，也就是减少骨盆前倾。增强腹肌力量以上提骨盆前部，同时增强臀肌和腘绳肌力量使骨盆后壁下降，可以达到后倾骨盆、减小腰骶角的目的。骨盆倾斜的训练方法如下：

①患者仰卧，髋膝屈曲，下腰部紧贴治疗床床面，并维持在此位置；然后平稳而有节奏地从床面上抬起臀部，同时注意下腰部不离开床面。然后缓慢伸直双膝及双髋，直至双膝及双髋完全伸直，缓慢落下，使双下肢及臀部重新贴于床面。

②患者直立位，腰部紧贴墙壁，双膝屈曲，足跟距离墙面10～20cm。此时骨盆前倾，可减少腰椎前凸。颈部紧贴墙壁还可减少颈椎前凸。当患者掌握了上述方法后，可将两足跟靠近墙面，采用双膝伸直位练习。

（2）对称性训练：患者除了通过主动的自我姿势纠正，维持坐立位躯干姿势挺拔和对称，在此基础上，还可进行上肢外展、高举前屈，腰背部前屈、后伸，双足交互抬起，以及在俯卧位锻炼腰背肌、在仰卧位锻炼腹肌和下肢肌等进一步的对称性训练。

3. 矫形体操

矫形体操的作用原理是选择性地强化维持脊柱稳定的肌肉，即通过训练凸侧的骶棘肌、腹肌、腰大肌和腰方肌，牵伸凹侧的挛缩肌肉、韧带和其他软组织，调整脊柱两侧的肌力平衡，以达到矫形目的。矫正体操通常选择卧位或俯卧进行，以利于消除脊柱的纵向重力负荷。脊柱处于不同斜度时，脊柱的侧屈运动可集中于所需治疗的节段，即选用特定练习姿势，可矫正特定部位的脊柱侧凸。如膝胸位、肘胸位和手膝位训练时，相对应的集中点分别为T_3、T_6和T_8附近。在上述体位或姿势下，可利用肩带、骨盆的运动进行矫正训练。例如，抬举左上肢可使胸椎左凸，矫正胸椎右侧凸；提起左下肢可使骨盆右倾，引起腰椎右凸，矫正腰椎左侧凸；同时进行上述动作的训练，可矫正胸右腰左的双侧凸。

做矫正体操时动作应平稳缓慢，充分用力，每个动作必须按照治疗师的指导完成，动作准确到位，并至少保持5秒，每组重复10～30次。沙袋可增加负荷，增强训练效果。患者即使在佩戴矫形器期间，也应坚持每天定时取下矫形器进行矫正体操训练，以增强肌力，调整双侧肌力平衡，预防肌肉萎缩和脊柱僵硬，改善呼吸功能。

矫正体操对不同发展阶段的脊柱侧凸有不同的效果。Cobb角小于25°的轻度侧凸，脊柱活动度、柔韧性好，尚无明显的结构性畸形时，矫正体操能起到良好的矫正作用。随着脊柱侧凸角度的增大，重力对侧凸的作用力矩加大，单独的矫正体操难以对抗，故效果减弱，须与其他矫正措施（如佩戴矫形器）结合应用。对于结构性侧凸，矫正体操虽不能起矫正作用，但坚持长期练习可改善脊柱的柔韧性和活动度，增强稳定脊柱的肌肉的力量，延缓畸形的发展。

4.牵引训练

牵引训练即使用合适的牵引设备对脊柱施以轴向的牵伸拉力。可防止或减缓脊柱侧凸的进一步加重，甚至可使脊柱侧凸得到一定程度的改善。牵引的种类有很多，如颈牵引、斜板牵引、颈-骨盆环牵引等，也可适当配合自体牵引联合对脊柱侧凸进行治疗，如使用单杠进行牵引。

（尹子文　王艳洋）

【参考文献】

[1] Allington NJ, Bowen JR. Adolescent idiopathic scoliosis: treatment with the wilmington brace. A comparison of full time and part time use[J]. J Bone Joint Surg Am, 1996, 78(7): 1056–1062.

[2] Bassett GS, Bunnell WP. Influence of the Wilmington brace on spinal decompensation in adolescent idiopathic scoliosis[J]. Clin Orthop Relat Res, 1987, 2(223): 164–169.

[3] Berteau JP, Pithioux M, Mesure S, et al. Beyond the classic correction system: a numerical nonrigid approach to the scoliosis brace[J]. Spine J, 2011, 11(5): 424–431.

[4] De Mauroy JC, Lecante C, Barral F, et al. The Lyon brace[J]. Disabil Rehabil Assist Technol , 2008, 3(3): 139–145.

[5] De Mauroy JC, Lecante C, Barral F, et al. Prospective study and new concepts based on scoliosis detorsion of the first 225 early in brace radiological results with the new Lyon brace: ART brace[J]. Scoliosis, 2014, 9: 19.

[6] Donzelli S, Zaina F, Lusini M, et al. The three dimensional analysis of the Sforzesco brace correction[J]. Scoliosis Spinal Disord, 2016, 11(S2): 34.

[7] Dovorany B, Morningstar M. A long lever spinal orthosis for idiopathic scoliosis: corrective potential in 10 patients[J]. Scoliosis, 2013, 8(S2): 53.

[8] Dreischarf M, Zander T, Shirazi–Adl A, et al. Comparison of eight published static finite element models of the intact lumbar spine: Predictive power of models improves when combined together[J]. Journal of Biomechanics, 2014, 47(8): 1757–1766.

[9] Eichenseer PH, Sybert DR, Cotton JR. A finite element analysis of sacroiliac joint ligaments in response to different loading conditions[J]. Spine, 2011, 36(22): E1446– E1452.

[10] Janicki JA, Poe–Kochert C, Armstrong DG, et al. A comparison of the thoracolumbosacral orthoses and providence orthosis in the treatment of adolescent idiopathic scoliosis: results using the new SRS inclusion and assessment criteria for bracing studies[J]. J Pediatr Orthop, 2007, 27(4): 369–374.

[11] Negrini S, Marchini G, Tessadri F. Brace technology thematic series–The Sforzesco and Sibilla braces, and the SPoRT (symmetric, patient oriented, rigid, three–dimensional, active) concept[J]. Scoliosis, 2011, 6: 8.

[12] Périé D, Sales De Gauzy J, Hobatho MC. Biomechanical evaluation of Cheneau–Toulouse–Munster brace in the treatment of scoliosis using optimisation approach and finite element method[J]. Med Biol Eng Comput, 2002, 40(3): 296–301.

[13] Schiller JR, Thakur NA, Eberson CP. Brace management in adolescent idiopathic scoliosis[J]. Clin Orthop Relat Res, 2010, 468(3): 670–678.

[14] Vergari C, Ribes G, Aubert B, et al. Evaluation of a patient–specific finite–element model to simulate conservative treatment in adolescent idiopathic scoliosis[J]. Spine Deformity, 2014, 3(1): 4–11.

[15] Wainwright TW, Immins T, Middleton RG. Enhanced recovery after surgery

(ERAS) and its applicability for major spine surgery[J]. Best Practice & Research Clinical Anaesthesiology, 2015, 30(1): 91–102.

[16] Weiss HR, Werkmann M, Stephan C. Correction effects of the scoliologic "Chêneau light" brace in patients with scoliosis[J]. Scoliosis, 2007, 2:2.

[17] Weiss HR, Werkmann M. "Brace technology" thematic series–the scoliologic® chêneau light™ brace in the treatment of scoliosis[J]. Scoliosis, 2010, 5:19.

[18] Weiss HR, Werkmann M. Soft braces in the treatment of adolescent idiopathic scoliosis (AIS)–review of the literature and description of a new approach[J]. Scoliosis, 2012, 8(1): 11.

[19] Yrjönen T, Ylikoski M, Schlenzka D, et al. Effectiveness of the providence nighttime bracing in adolescent idiopathic scoliosis: a comparative study of 36 female patients[J]. Eur Spine J, 2006, 15(7): 1139–1143.

[20] Heary RF, Albert TJ. 脊柱畸形精要 [M]. 郝定均, 李明, 沈建雄, 译. 西安:世界图书出版西安有限公司,2016.

[21] Magee DJ. 骨科检查评估[M]. 北京:人民军医出版社,2007.

[22] 白爱利,李小生. 脊柱生物力学之研究进展[J]. 南京体育学院学报(自然科学版),2006(1):74–78.

[23] 加仓井周一. 矫形器学[M]. 孙国凤, 译. 北京:华夏出版社,1996.

[24] 贾宇,贾燕瑞. 腰椎术后患者佩戴支具的依从性研究[J]. 中国病案,2015,16(05):89–92.

[25] 江丽, 邵泽花. 个体化时间康复训练方案在脊柱外科患者术后应用的效果分析[J]. 实用临床护理学电子杂志,2017,2(41):16–17.

[26] 李明, 陈誉. 浅谈脊柱手术相关并发症[J]. 中国骨伤,2013,26(3):179–181.

[27] 刘强, 张军, 孙树椿, 王飞. 有限元在脊柱生物力学中的应用[J]. 中国骨伤,2017,30(2):190–194.

[28] 马小艳, 吕晓霞. 外固定支具在脊柱侧弯患者术后康复中的护理应用[J]. 世界最新医学信息文摘,2017,17(78):227–231.

[29] 邱晓文, 贺西京, 黄思华, 等. 人体脊柱三维运动测量分析方法新进展[J]. 中国骨伤,2015,28(5):476–481.

[30] 色努.色努脊柱侧弯矫形器[M]. 龙华, 译. 北京:人民军医出版社,2011.

[31] 孙天胜, 沈建雄, 刘忠军, 等. 中国脊柱手术加速康复——围术期管理策

略专家共识[J]. 中华骨与关节外科杂志,2017,10(4):271–279.

[32] 王哲. 青少年特发性脊柱侧凸的生物力学研究[D]. 上海:上海交通大学,2007.

[33] 熊恩富. 骨科康复学[M]. 北京:人民卫生出版社,2008.

[34] 徐静. 脊柱矫形器原理与技术[M]. 北京:中国社会出版社,2012.

[35] 张恩泽, 廖振华, 刘伟强. 人体脊柱生物力学特性的研究方法及进展[J]. 中国组织工程研究,2016,20(48):7273–7279.

[36] 张玉凤. 探究矫形器在脊柱骨科临床康复领域中的应用[J]. 临床医药文献杂志,2018,5(46):53–58.

第三章 头颈胸矫形器

第一节 头颈胸矫形器概述

头颈胸矫形器包含头部矫形器、颈椎矫形器、颈胸矫形器、头颈胸矫形器。

一、头部矫形器

1. 头盔

高速运动时，头盔对头部进行保护。高速运动如骑自行车、滑雪、滑冰、赛车等。（图3-1-1）

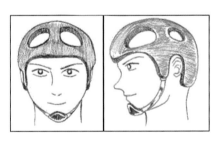

图3-1-1 头盔

2. 辅助交流设备的附件工具

辅助交流设备的附件适用于肢体瘫痪及语言障碍患者，是一种通过头部和颈部运动操作通讯板的辅助附件工具。

二、颈椎矫形器

（一）颈椎矫形器的功能

颈椎矫形器的功能包括：保持良好对线；缓解疼痛；预防畸形：骨骼畸

形、软组织的挛缩；牵引；运动控制；免荷。

（二）颈椎矫形器设计的基本要求

对颈椎矫形器的设计应满足以下基本要求：颈椎运动的固定或限制；颈椎、颈椎与枕骨对线的调整及维持；减轻头部加在颈椎的负荷。

（三）适应证

使用颈椎矫形器常见的适应证包括：颈椎扭伤、颈椎间盘突出症、颈椎病、先天性斜颈、颈椎骨折和脱位、颈部瘢痕挛缩、类风湿关节炎。

（四）颈椎矫形器的分类

颈椎矫形器可以分为成品、半成品、低温热塑板材及高温模塑板材定做矫形器。

（1）颈托。安装在颈部，围住颈椎，以限制颈部运动、减轻头部加给颈椎的负担为目的。颈托有带颌托的、不带颌托的、高度可调节的、软性的等形式。

（2）软式与半硬式颈托（图3-1-2、图3-1-3）。可控制屈伸，由弹性聚乙烯泡沫板、毡制品或硬性聚乙烯组成，后侧部分在枕骨下面，可轻度控制颈椎的屈曲和伸展，对横向的屈曲和旋转有一定的约束作用，可提醒患者头部和颈部的运动，保持体温以促进软组织愈合，减少肌肉痉挛，适用于颈椎退行性病变或软组织损伤。

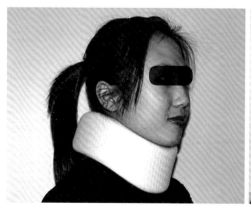 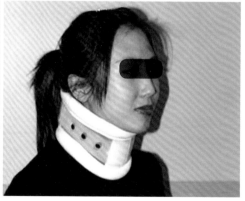

图3-1-2　软式颈托　　　　　　图3-1-3　半硬式颈托

（3）费城颈托。采用聚乙烯泡沫板成型，对颈椎正常的屈伸运动可以限制到正常水平的30%左右，对旋转、侧屈的限制较小。费城颈托穿着感好，适用

于颈椎病、颈椎软组织损伤、术后固定、颈椎病的辅助牵引等。（图3-1-4）

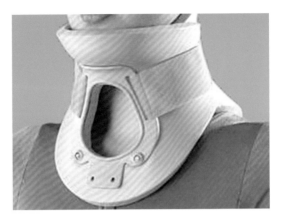

图3-1-4　费城颈托

（4）其他类型颈托。其他类型颈托包括松紧螺丝型、钢丝型。

三、颈胸矫形器

（一）带金属支条的颈胸矫形器

在头的前后竖置数根支条的矫形器，通过调节支条的高度来调节颈椎的屈曲伸展角度，对屈伸控制较大，对侧屈限制较小，前部由胸骨柄和下颌骨支撑，后部由肩胛骨和枕部支撑，以此改变头部施加于颈椎的负荷。各个支条的长度可以单独调节，便于达到理想的对线和目标的牵引程度。适用于骨折、关节炎、畸形等（图3-1-5）。

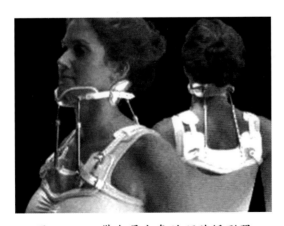

图3-1-5　带金属支条的颈胸矫形器

（二）索米颈胸矫形器

能随意调节颌托与枕骨托的高度，背部用带子固定，没有硬质部件，可在卧床时使用，穿脱易、重量轻、体积小，适用于稳定骨折、术后、椎关节炎等。（图3-1-6）

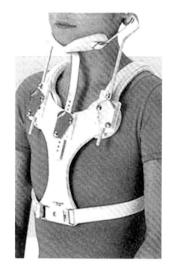

图3-1-6 索米颈胸矫形器

四、头颈胸矫形器

头颈胸矫形器可最大限度地控制颈椎的屈曲、伸展、侧屈、旋转，适用于环枢椎脱位、寰椎枢椎体骨折术后等。（图3-1-7）

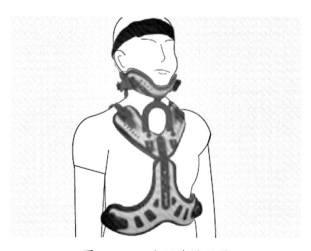

图3-1-7 头颈胸矫形器

五、头环式颈胸矫形器

头环式颈胸矫形器俗称哈罗（Halo）支架，可使颈椎完全免荷和固定，效果最好。最大的运动控制装置由索米（SOMI）加头环组成，颈椎前屈、后伸、侧屈、旋转可被完全控制，并减轻颈椎的负荷。患者佩戴哈罗支架后可早期站立行走，减少并发症，适用于颈椎外伤及术后的固定。

六、模塑式颈椎矫形器

在人体或阳模上模塑成型，用热塑板材制成，可较好地限制颈椎的屈曲、伸展、侧屈、旋转运动。其包覆胸廓的上部，多用于颈椎术后、骨折、脱位、斜颈等（图3-1-8）。

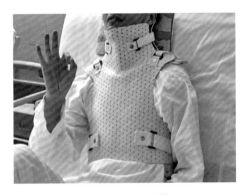

图3-1-8　模塑式颈椎矫形器

各种类型颈椎矫形器的生物力学对比见表3-1-1。

表3-1-1　各种类型颈椎矫形器的生物力学对比

颈椎矫形器	屈曲	伸展	侧屈	旋转	免荷
颈围	★	★	★	★	★
费城颈托	★★	★★	★★	★★	★
金属支条	★★★	★★★	★★★	★★	★
索米	★★★	★★	★★	★★	√
模塑	★★★	★★★	★★★	★★★	√
Halo	★★★	★★★	★★★	★★★	√

注释：★，轻度控制；★★，中度控制；★★★，充分控制；√，免荷。

第二节　头颈胸矫形器的设计与制作

一、材料与工具

恒温水箱、热塑性低温板材、毛巾、卷尺、美工刀、剪刀、强力剪、铆钉、模塑贴、固定带。（图3-2-1、图3-2-2）

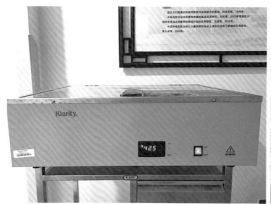

图3-2-1　恒温水箱

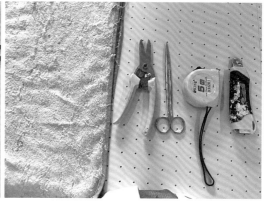

图3-2-2　材料及工具

二、方法与步骤

（1）测量患者胸部宽度、头部到剑突的距离。（图3-2-3、图3-2-4）

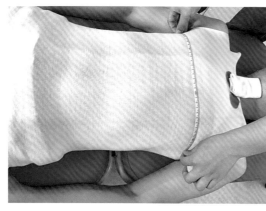

图3-2-3　测量胸部宽度

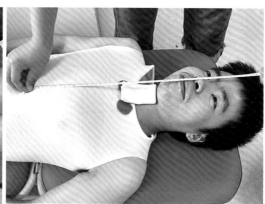

图3-2-4　测量头部至剑突距离

（2）切割热塑性低温板材放入恒温水箱，待板材软化后进行矫形器的塑型。（图3-2-5）

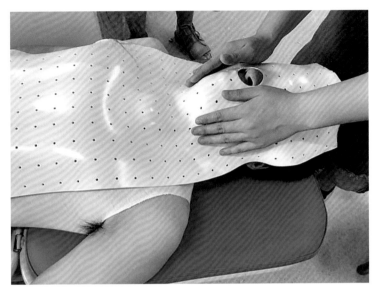

图3-2-5　矫形器的塑型

（3）一边塑型一边进行肩部的剪切及翻边。（图3-2-6）

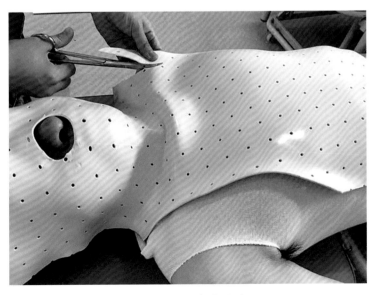

图3-2-6　裁剪边缘

（4）待塑型结束，画出剪切边缘线。（图3-2-7）

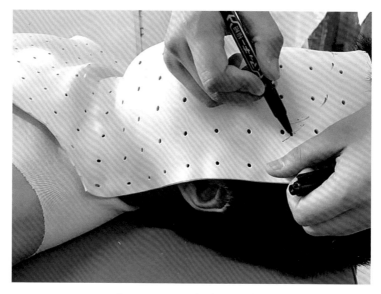

图3-2-7　画出剪切边缘线

（5）按照画线部位进行剪裁，并在患者身上试样。（图3-2-8）

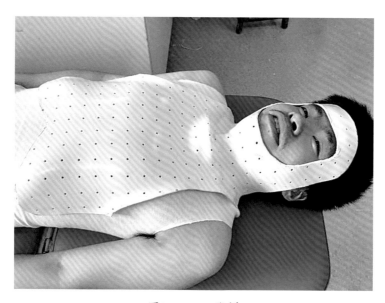

图3-2-8　试样

（6）进行矫形器后侧的塑型。（图3-2-9）

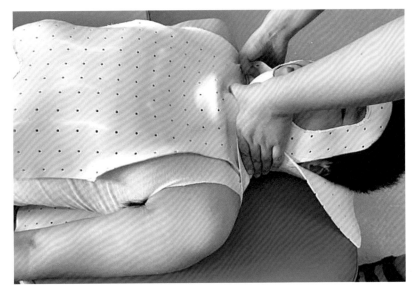

图3-2-9　后侧塑型

（7）对后侧剪切后再次进行试样。（图3-2-10）

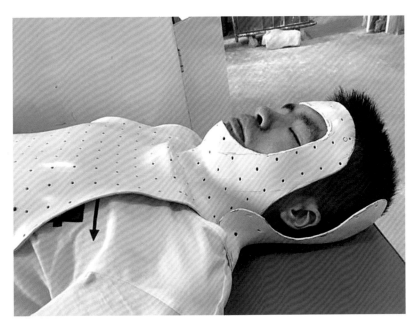

图3-2-10　试样

（8）打磨边缘，并打上扣子与带子，进行最后试样。（图3-2-11）

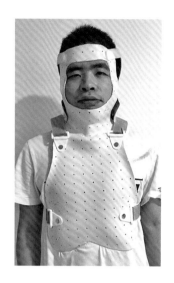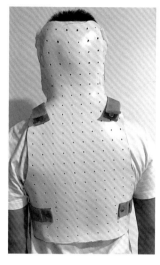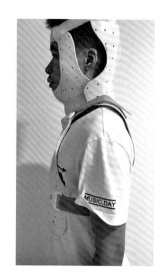

图3-2-11 试样

三、注意事项

（1）恒温水箱温度应在62℃~68℃，不宜过高，塑型及试样前用手背测量板材温度，切忌烫伤患者。

（2）对前侧塑型时，记得提前剪出鼻出气孔，以防患者呼吸不畅。

（3）对前侧塑型时，把锁骨的位置塑出，以防压迫锁骨。

（4）画剪切线时，留出耳朵的位置。

（5）矫形器不得影响患者的吞咽功能。

（6）胸部的剪切线位置设计不得影响患者日常饮食。

（7）试样时，矫形器不得影响患者视线。

（赵维维）

【参考文献】

[1] 肖晓鸿.假肢与矫形器技术[M].2版.上海:复旦大学出版社,2016.

[2] Lusard MM.矫形器与假肢康复[M].2版.沈敏,赵菁,译.上海:上海科学技术出版社,2019.

第四章　胸腰骶矫形器

第一节　胸腰骶矫形器概述

胸腰骶矫形器是用于人体躯干，包括胸椎、腰椎和骶椎部位的畸形预防和矫正，固定与保护，治疗胸椎、腰椎和骶椎部位骨、关节、肌肉和神经疾患的体外装置。

胸腰骶矫形器按功能可分为固定性胸腰骶矫形器、矫正性胸腰骶矫形器和保护性胸腰骶矫形器。

一、固定性胸腰骶矫形器

根据制作材质的不同，固定性胸腰骶矫形器有软性、半软性和硬性的区别，以适应临床中不同疾病与患者的需求。

（一）软性固定性胸腰骶矫形器

1.肋骨骨折带

肋骨骨折带是环绕在胸廓平面的弹力布成品（图4-1-1）。有固定和保温的作用。

适应证：稳定性肋骨骨折。

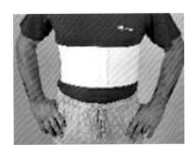

图4-1-1　肋骨骨折带

2. 骶髂带

骶髂带由环绕在髂棘与股骨大转子平面的弹力布和两条防止向上移位的会阴带制成。有稳定骶髂关节及耻骨联合的作用。（图4-1-2）

适应证：产后/创伤后骶髂关节、耻骨联合分离。

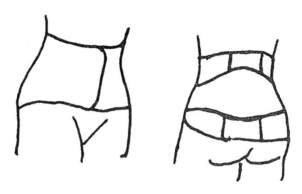

图4-1-2 骶髂带

3. 骶髂腰围

类似骶髂带，宽度大于骶髂带，其前部上缘在髂棘平面，下缘在耻骨联合上1.3～2.5cm；后部下缘延伸到臀部隆起最高点，可安装增强支条。有固定、限制骶髂关节运动，增加腹内压以减轻腹部疼痛的作用。（图4-1-3）

适应证：产前或产后/创伤后骶髂关节、耻骨联合不稳定，下腰痛，软组织损伤。

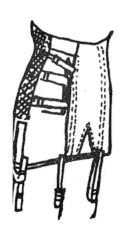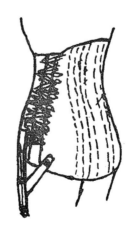

图4-1-3 骶髂腰围

4.软性腰围

软性腰围包括软性腰骶椎腰围和软性胸腰骶椎腰围，固定范围为躯干及臀部，多由帆布或棉布制成，增加支条可提高其控制能力，增加腹内压，达到减轻椎体、椎间盘承重，限制脊柱运动和增加感觉反馈的作用。（图4-1-4）

适应证：腰椎间盘膨出、突出，下腰痛。

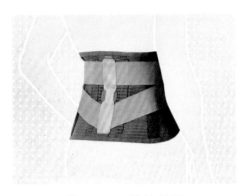

图4-1-4　软性腰围

（二）半软性固定性胸腰骶矫形器

1.椅背式腰骶矫形器

椅背式（chair back）腰骶矫形器由两根后方支条、骨盆带、胸带制成，前方有腹部全支撑。有腰部控制屈伸，改变身体对线，增加腹内压的作用。（图4-1-5）

适应证：下腰痛、腰部损伤、腰部稳定性骨折、腰椎滑脱、腰椎间盘突出等。

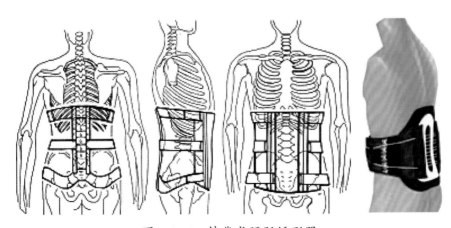

图4-1-5　椅背式腰骶矫形器

2. 奈特型腰骶矫形器

奈特（knight）型腰骶矫形器设计类似椅背式腰骶矫形器，外侧多两根支条控制，侧面支条要求适合髂棘形状，避免在骨性突起处产生压力。有限制躯干侧向活动和屈伸活动的作用。（图4-1-6）

适应证：下腰痛、腰部损伤、腰部稳定性骨折、腰椎滑脱、腰椎间盘突出等。

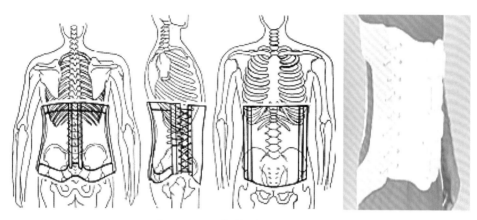

图4-1-6　奈特型腰骶矫形器

3. 威廉姆斯腰骶矫形器

威廉姆斯（Williams）腰骶矫形器由骨盆带、胸带和两根侧面支条制成，侧面支条牢固连接到骨盆带上，腹部弹性支撑。有增加腹内压、限制躯干伸展、侧屈的作用，同时允许腰椎屈曲。（图4-1-7）

适应证：腰椎前凸、腰痛、峡部裂、腰椎滑脱。

本矫形器不适用于屈曲位疾病，如压缩性骨折、驼背等。

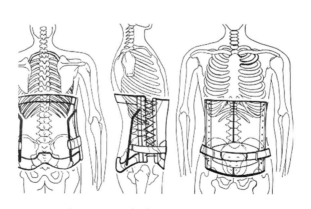

图4-1-7　威廉姆斯腰骶矫形器

4. 泰勒型胸腰骶矫形器

泰勒（Taylor）型胸腰骶椎矫形器由骨盆带、两根胸腰骶椎支条、肩胛间带、肩腋带连接带、腹部帆布制成。有控制躯干屈曲和伸展、增加腹内压的作用。（图4-1-8）

适应证：脊柱结核、类风湿关节炎、腰骶椎骨折、脊柱滑脱，预防老年骨质疏松引起的畸形、压缩性骨折。

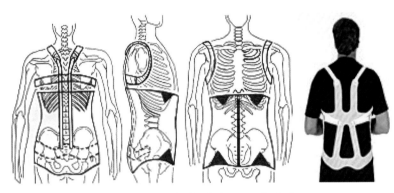

图4-1-8　泰勒型胸腰骶矫形器

5. Cowhorn胸腰矫形器

Cowhorn胸腰矫形器由骨盆带、胸带、两根腰椎支条、两根侧面支条和胸带伸至前部的锁骨上垫制成。有限制躯干屈伸、旋转，增加腹内压的作用。（图4-1-9）

适应证：下腰痛、腰部损伤、腰部稳定骨折、腰部滑脱、椎间盘突出等腰部疾患，预防老年骨质疏松引起的畸形。

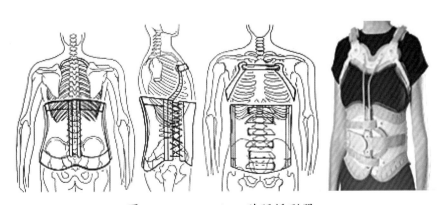

图4-1-9　Cowhorn胸腰矫形器

6. 朱厄特型胸腰骶矫形器

朱厄特（Jewett）型胸腰骶矫形器由胸骨垫、耻骨上垫、胸腰垫和两根侧面支条制成。胸骨垫、耻骨上垫和胸腰垫形成三点力系统，可以调整。有控制屈曲、过度伸展的作用。侧向控制力弱。（图4-1-10）

适应证：胸腰椎压缩性骨折、胸腰椎结核，预防类风湿关节炎。

本矫形器不适用于不稳定骨折和病理性骨折。

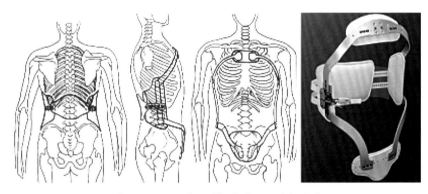

图4-1-10　朱厄特型胸腰骶矫形器

（三）硬性固定性胸腰骶矫形器

硬性固定性胸腰骶矫形器由特殊合成的高分子聚酯低温热塑板材（图4-1-11）或者聚乙烯高温热塑板材定制而成，固定范围可根据患者脊柱损伤平面确定。全接触式设计，前部下边界为耻骨联合上1.3cm，沿腹股沟。有最大的屈伸、侧屈和旋转的控制。

适应证：脊柱术后固定，不稳定骨折，脊柱前凸、后凸、侧弯、压缩性骨折，肌无力等。

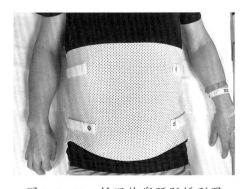

图4-1-11　低温热塑腰骶矫形器

二、矫正性胸腰骶矫形器

脊柱侧凸矫形器是临床上治疗脊柱侧凸最常用的胸腰骶矫形器。胸腰骶脊柱侧凸矫形器治疗是脊柱侧凸加剧的风险较大、Cobb角小于45°的青少年特发性脊柱侧凸常用而有效的治疗方法。根据脊柱侧凸的分型不同，胸腰骶矫形器的生物力学设计也有不同（图4-1-12）。随着材料学、生物建模学、计算机学、3D打印技术等的发明和进步，胸腰骶矫形器制作工艺持续朝着更便捷、更快速、更舒适地解决临床问题的方向进步。

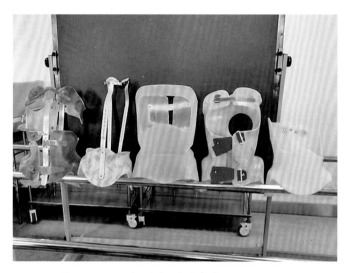

图4-1-12　各种类型的脊柱侧凸矫形器

（从左至右依次为Lyonaise、Milwaukee、HongKong、Chêneau和Boston脊柱侧凸矫形器）

（郑　倩）

第二节　胸腰骶矫形器的设计与制作

一、高温材料胸腰骶矫形器

（一）设计原理

以固定性胸腰骶矫形器为例，其由高温材料在石膏阳型上热塑而成。下端固定于骨盆，外侧延伸至髂前上棘外侧缘，侧面上缘距腋下3cm，前后侧上缘可根据患者椎体的损伤节段做相应调整。一般要求矫形器需覆盖与受损椎体相连的上、下各三个正常椎体。特别是对于上胸段椎体骨折，如T_1～T_3骨折，应考虑颈胸矫形器固定。矫形器一般分为前后两片，通过尼龙搭扣带连接，与整个躯干相吻合，以限制脊柱的屈曲、伸展及旋转，并为脊柱提供一定的稳定性支持，通过增加腹压还可以对脊柱起到一定的免荷作用。适用于胸腰椎压缩性骨折、胸腰椎滑脱、胸腰椎结核等。

（二）矫形器制作

1. 材料与工具

材料：石膏绷带、保鲜膜、纱套、聚乙烯板、尼龙搭扣带。

工具：标记笔、石膏剪、切割软管、水盆、水平尺、震动锯、电钻、曲线锯、刮边器。

2. 方法与步骤

（1）取型。

1）准备：准备好标记笔、石膏剪、切割软管、水平尺、石膏绷带、保鲜膜、纱套、水盆（装半盆温水）（图4-2-1）。使用高温材料胸腰骶矫形器的多为骨折、术后患者，因此取型时常采用卧位，分前后两片进行取型。取型前将患者上半身套上纱套或者缠绕保鲜膜，避免取型中污染伤口或弄脏衣物。

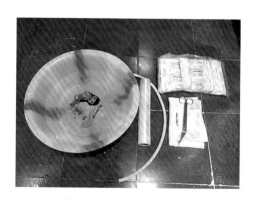

图4-2-1　材料与工具

2）标记：用标记笔画出骨性标记，包括：股骨大转子、髂前上棘、髂后上棘、髂嵴、耻骨联合、肩胛骨下切迹、肋切迹。

3）缠绕石膏绷带（图4-2-2）：画好骨性标记后，测量所需石膏绷带的长度，长度需盖过躯体两侧腋中线，确定长度后，将石膏绷带折叠为三层或者四层备用。石膏绷带折叠的层数太少会导致模型太软容易变形，折叠层数太多又会使得模型太硬，浪费石膏绷带。石膏绷带浸泡过温水后，滤去多余水分，不宜拧得过干或者残留过多水分。缠绕石膏绷带时需包过大转子，石膏绷带上下衔接不少于绷带宽度的三分之一，否则容易出现断层现象。缠绕至腰部时，需塑出髂嵴的形状，以方便后期修型时定位及免荷。取好前面半块后，将患者翻身俯卧于床上，按照同样的方法取出后面半块的模型，再将前后两块衔接组装，得到初步的石膏阴型。

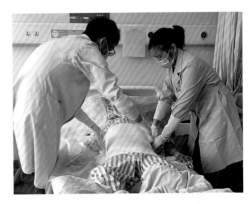

图4-2-2　缠绕石膏绷带

4）灌型：将石膏阴型用石膏绷带封好。注意封石膏时，因底部压力较大，最好将中下部用石膏绷带多缠绕几圈，避免用石膏浆灌型时出现爆、漏。封好石膏阴型后，灌入肥皂水润滑，方便后期剥开石膏绷带。确定好钢管的位置和长度后，倒入石膏浆，等待石膏浆凝固定型。（图4-2-3）

（2）修型。

1）剥开石膏绷带，再次用标记笔描出骨性标记。

2）削挫、添补石膏，将石膏阳型削挫光滑。对腹部石膏进行一定的削挫，以增加腹压，给予脊柱一定的免荷；对髂前上棘及一些体表比较突出的骨头进行适当添补，避免出现疼痛卡压。体形消瘦的患者肋弓下缘易出现压痛，在修型时可以适当添补石膏免荷。石膏阳型削挫、添补后，用砂纸打磨光滑，等待成型。

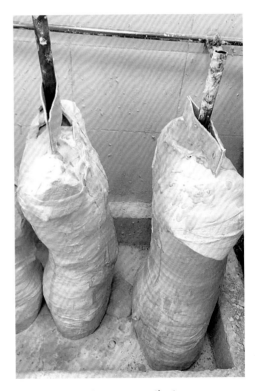

图4-2-3　灌型

（3）成型。固定性高温材料胸腰骶矫形器在成型时可以采用真空成型法或者直接成型法。真空成型法即将高温材料与石膏阳型之间的空气全部排空，使得板材与模型之间贴合得更加紧密，但是此法对设备要求较高，需要有专门的真空泵。直接成型法对环境和设备要求较低，是将烤软的板材直接放于石膏阳型上塑型，方便快捷，固定性矫形器主要用于固定、支撑，对精准性要求不高，因此常采用直接成型法成型。具体操作方法如下：

1）将石膏阳型固定于台钳上，先在石膏阳型外缠绕一层保鲜膜隔绝水气，再套一层纱套，使石膏阳型表面更加光整。（图4-2-4）

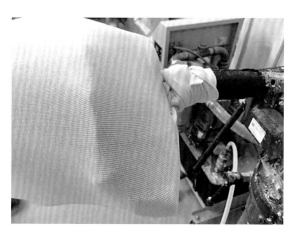

图4-2-4 成型前准备

2）测量石膏阳型的长度及宽度，确认高温板材的尺寸。高温材料的长度为石膏阳型的长度，宽度为石膏阳型的宽度再增加5cm，即预留出板材搭接部分的宽度。长度及宽度确定后，用曲线锯锯出高温板材，将边缘用刮边器修整圆滑，用酒精将板材表面擦拭干净，放入165℃的烤箱中加热。

3）高温材料烤软后，戴上隔热手套，将烤软后的板材放在石膏阳型上，搭接处用手捏合好，再用剪刀剪去多余的部分，塑出骶嵴的形状，等待板材完全冷却定型。（图4-2-5）

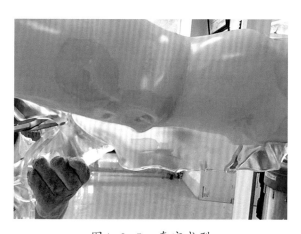

图4-2-5 真空成型

（4）打磨及组装。

1）待板材完全冷却定型后，在矫形器上画好剪切线，用震动锯沿剪切线锯下，然后用打磨机进行打磨抛光。（图4-2-6）

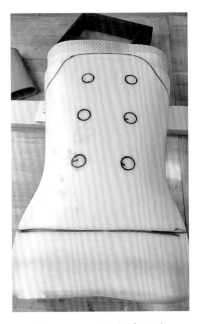

图4-2-6　画出剪切线

2）打磨抛光后，将矫形器前后开适量小口，以增加透气性，安装尼龙搭扣带。（图4-2-7）

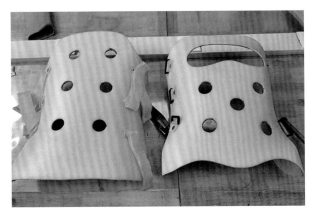

图4-2-7　打磨组装

3. 注意事项

（1）高温材料胸腰骶矫形器穿戴时，应检查患者穿戴后大小是否合适，有无卡压及痛点。

（2）应检查患者坐位时矫形器下缘剪切线是否合适。矫形器后侧下缘以距椅面2～3cm为宜。同时检查耻骨上缘和两侧髂前上棘处是否有压痛。

（3）检查矫形器上缘剪切线是否合适，是否存在卡压。以不影响患者肩关节活动为宜。

二、低温热塑材料胸腰骶矫形器

（一）设计原理

低温热塑材料加热软化后可直接在患者身上塑型，其制作较高温材料胸腰骶矫形器更加方便快捷，大大缩短了制作矫形器的时间及成本。低温热塑材料胸腰骶矫形器相较高温材料胸腰骶矫形器透气性更好、质量更轻，定型快、拆卸方便、易于清洗，因此在临床上应用得越来越广泛，逐渐取代了固定性高温材料胸腰骶矫形器。

低温热塑材料胸腰骶矫形器与高温材料胸腰骶矫形器类似，分为前后两片，通过尼龙搭扣带连接，与整个躯干相吻合，限制脊柱的屈曲、伸展及旋转，并为脊柱提供一定的稳定性支持，通过增加腹压还可以对脊柱起到一定的免荷作用。适用于胸腰椎体骨折、胸腰椎滑脱、胸腰椎结核等。其下端固定于骨盆，外侧延伸至髂前上棘外侧缘，侧面上缘距腋下3cm，前后侧上缘可根据患者椎体的损伤节段做相应调整，一般需覆盖与受损椎体相连的上、下各三个正常椎体。

（二）矫形器制作

1. 材料与工具

材料与工具主要有低温热塑板和剪刀（图4-2-8）、恒温水箱等。

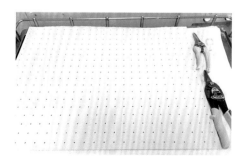

图4-2-8　低温热塑板和剪刀

2.方法与步骤

（1）取型。

1）测量。用卷尺测量患者躯干长度及宽度，确定低温热塑板的尺寸（图4-2-9），确定低温热塑板的尺寸后，将切割好的低温热塑板放入65℃～70℃的恒温水箱中加热软化。

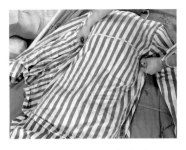

图4-2-9　测量患者躯干

2）体位摆放。低温热塑材料胸腰骶矫形器的制作采用直接在患者身上塑形的方式，患者的体位会对矫形器产生巨大影响，因此塑形前一定要将患者的体位摆好。制作矫形器前片时，患者应呈仰卧位，保持正常解剖学姿势，双手置于躯干两侧略微分开，头下垫薄枕，床面水平；制作矫形器后片时，患者应呈俯卧位，去枕，头偏向一侧，双臂屈曲置于躯干两侧。（图4-2-10）

3）塑形。患者体位摆好后，将软化后的低温热塑板取出，用毛巾吸去表面水分后置于患者身上。抚平板材，使其与患者身体完全贴合，塑出髂嵴，边缘翻边，避免卡压。对于髂前上棘及骨性突出部位，可在塑形前粘贴免荷垫或塑形过程中用手将低温热塑板向外顶起达到免荷的作用。（图4-2-11、图4-2-12）

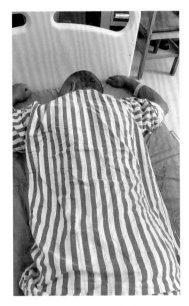

图4-2-10　俯卧位

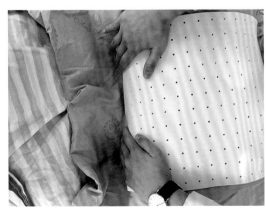

图4-2-11　抚平热塑板

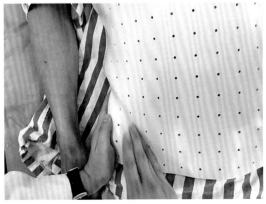

图4-2-12　塑出髂嵴

4）修剪。待塑形后的低温热塑板冷却定型后，取下，用剪刀剪去多余部分（图4-2-13）。矫形器外侧上缘应距腋下3cm，外侧延伸至髂前上棘外侧缘，前后两片搭接处宽度应不少于3cm，前侧修剪线需保证允许患者屈髋大于90°（图4-2-14），以确保坐位时前侧不会出现卡压。

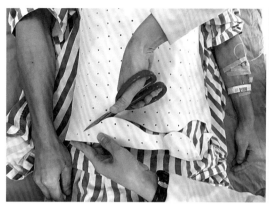 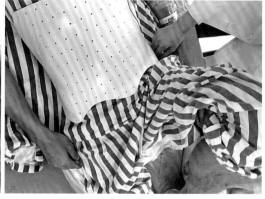

图4-2-13　剪去多余部分　　　　图4-2-14　检查前侧修剪线

（2）打磨及组装。

1）打磨抛光。修剪好的矫形器用打磨机打磨抛光（图4-2-15），打磨机转速不宜过高，以每分钟1000转为宜，转速过高产生的热能容易将低温热塑板融化粘连在磨头上。

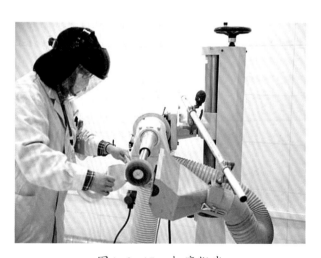

图4-2-15　打磨抛光

2）组装。打磨抛光后，确定尼龙搭扣带位置，尼龙搭扣带应尽量对称、间距相同，以增加矫形器的美观性（图4-2-16）。

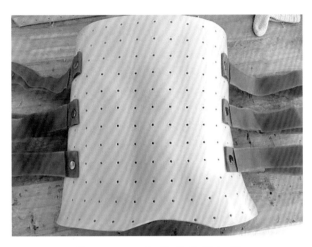

图4-2-16　组装尼龙搭扣带

3. 注意事项

（1）低温热塑材料胸腰骶矫形器制作完成穿戴时，应检查患者穿戴后大小是否合适，有无卡压及痛点。

（2）应检查患者坐位时矫形器下缘剪切线是否合适，矫形器后侧下缘以距椅面2～3cm为宜。同时检查患者耻骨上缘和两侧髂前上棘处是否有压痛。

（3）检查矫形器肩关节周围剪切线是否合适，是否存在卡压。以不影响患者肩关节活动为宜。

（刘小梅）

第五章 脊柱侧凸矫形器

第一节 脊柱侧凸概述

（一）定义

脊柱侧凸（scoliosis）是一种复杂的脊柱三维畸形，其特征为：在冠状面上脊柱的一个或数个节段偏离身体中线向侧方弯曲，形成一个带有弧度的脊柱畸形，通常伴有水平面上椎体的旋转和矢状面上脊柱正常生理曲度的增加或减少。脊柱侧凸疾病的自然史表明，脊柱侧凸畸形随着时间而发生不同程度的变化。因此，脊柱侧凸也可看作是一种"四维"畸形，这为脊柱侧凸的评估和治疗提供了另一种观察维度。国际脊柱侧凸研究学会（Scoliosis Research Society, SRS）将脊柱侧凸定义为：站立位正位X线片上，Cobb法测得脊柱侧凸的角度大于10°。

（二）常用术语

（1）顶椎：脊柱侧凸弧度中心，与中轴线距离最远，侧凸角度最小，旋转角度最大。

（2）端椎：脊柱侧凸中弧度上端和下端，与中轴线距离最近，侧凸角度最大，旋转角度最小。

（3）非结构性侧凸：无结构性椎体改变，卧位侧向屈曲可矫正的侧凸。

（4）结构性侧凸：部分侧凸的脊柱缺乏柔韧性，卧位侧向屈曲不能完全矫正的侧凸。

（5）原发性侧凸：数个侧凸弧度中最早出现的侧凸。

（6）主侧凸：最大的结构性侧凸。

（7）代偿性侧凸：在主侧凸上方或下方，为保持躯干平衡的侧凸，可能是结构性侧凸。

（三）病因

脊柱侧凸的发病原因很多，如特发性脊柱侧凸（idiopathic scoliosis, IS）、先天性脊柱侧凸、神经肌肉性脊柱侧凸以及结缔组织性脊柱侧凸等。其中，IS是最常见的一种类型，占全部脊柱侧凸病例的80%左右。尽管IS的病因仍不明确，但是学者们对其进行了广泛的研究，并提出诸多理论，如遗传因素学说、激素学说、生长异常学说、生物力学学说、代谢障碍学说、结缔组织异常学说、神经系统异常学说、基因多态性学说等。此外，先天性脊柱侧凸常由楔形椎、半椎体、椎体半侧融合、分节不良等先天性畸形所致。神经肌肉性脊柱侧凸则常由神经肌肉性疾病、神经纤维瘤病或间质细胞形成障碍等疾病引起。

（四）分型及发病率

IS可发生在生长发育期的任何阶段，其发生发展各具不同特点。根据发病年龄，IS可以分为四型：婴儿型（0～3岁）、少儿型（4～10岁）、青少年型（11～18岁）、成年型（18岁以后）。青少年特发性脊柱侧凸（adolescent idiopathic scoliosis, AIS）是IS中最常见的类型，发生于青春发育期前后。流行病学调查发现，国际上AIS的发病率为0.47%～5.20%，男女比例为1.5：1～3：1；当侧凸角度大于40°时，男女比例为1：7.2。

（五）临床表现

AIS不仅影响青少年的体型发育，限制其日常生活活动能力，还容易引起青少年自卑、抑郁等心理问题。当脊柱侧凸角度逐渐增大时，可导致疼痛、继发心肺功能受限，严重降低患者的生活质量。

（六）自然史

脊柱侧凸进展的影响因素包括：性别、剩余的骨骼生长能力、脊柱侧凸的部位以及大小。骨骼发育高峰时期，脊柱侧凸进展最快。在生长发育高峰时期，身高的增大速度为每年6～8cm。骨龄和月经史有助于判断女孩所处的生长发育状态，初潮之后，骨骼的快速发育还要持续12个月左右。如果Risser征为Ⅰ～Ⅱ级，脊柱侧凸进展的危险性为60%～70%；如果Risser征为Ⅲ级，进展的危险性仅为10%。此外，初次诊断时脊柱侧凸的严重程度也是判断预后的重要指标，较大弧度的脊柱侧凸随着生长而加重的可能性越大。有关AIS自然史的研究指出，68% AIS患者的Cobb角在骨骼发育成熟后仍会进行性增加，脊柱侧凸的Cobb角大于50°的AIS患者以每年0.75°～1°增加；而脊柱侧凸的Cobb角小于

30° 的患者脊柱侧凸角度无明显进行性增加。

（陈　敏　王　谦）

第二节　脊柱侧凸的诊断与评定

一、脊柱侧凸诊断

国际脊柱侧凸研究学会将脊柱侧凸定义为：站立位正位X线片上，Cobb法测得脊柱侧凸的角度大于10°。特发性脊柱侧凸的诊断必须在排除其他原因所致的侧凸后才能做出。

（一）病史

询问患者的完整病史，生长发育所处的阶段，畸形出现时间及进展情况，一般健康状况和家族史。

（二）症状

脊柱侧凸多见于儿童和青少年，女性较多，早期畸形不明显，自身可无症状，易于矫正，但易被误认为不良习惯而忽视诊断及治疗。后期可出现明显脊柱侧凸、旋转畸形，胸廓畸形，继发疼痛，心肺功能受限，自卑、抑郁和焦虑等心理问题。

（三）体征

1. 视诊

患者站立位，观察皮肤有无异常，如毛发丛生及牛奶咖啡色素斑等；检查双肩及肩胛骨是否对称，肩胛下角是否等高；胸廓有无畸形及畸形程度、是否对称；有无肋骨隆凸或单侧肌肉挛缩，两侧腰凹、骨盆及双下肢是否对称，脊柱侧凸患者背面视诊见图5-2-1。

2. 触诊

检查椎旁肌肉紧张度，脊柱力线异常情况，骨性膨大以及是否存在疼痛等。

3. Adam's前屈试验

Adam's前屈试验又称脊柱前弯试验。检查时

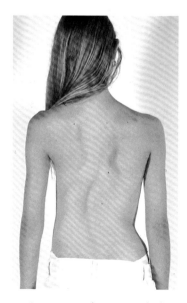

图5-2-1　脊柱侧凸患者

让患者躯干前屈约90°，发现两侧背部不等高、双肩不对称、肩胛骨突出为阳性。对于两侧背部不等高最为明显的位置，可将脊柱侧凸尺（scoliometer）垂直置于该处（图5-2-2），刻度"0"对准棘突顶点，测量脊背倾斜角，结果5°相当于Cobb角11°，7°相当于Cobb角20°。侧向弯曲试验用于评估脊柱柔韧性。

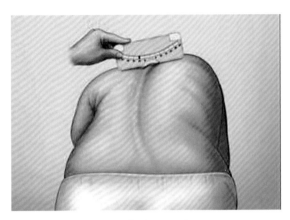

图5-2-2 脊背倾斜角测量

（四）X线检查

全脊柱正侧位X线片是诊断与评估脊柱侧凸最常用的方法。在正位X线片上，检查者可以确定脊柱侧凸的关键椎及主凸部位，测量脊柱侧凸曲度与旋转角度，预测病情进展，评价脊柱柔韧性。在侧位X线片上，检查者能够评估脊柱前凸及后凸畸形、椎体前移与椎管异常等。

二、脊柱侧凸评定

脊柱侧凸评定的内容包括功能评定、结构评定、活动与参与评定三部分内容。

（一）功能评定

1.感觉功能评定

详见第一章第四节内容。

2.运动功能评定

详见第一章第四节内容。

3.心肺功能评定

详见第一章第四节内容。

4.心理功能评定

详见第一章第四节。

（二）结构评定

1.脊柱侧凸角度

在正位X线片上，脊柱侧凸角度的测量方法通常采用Cobb法，上端椎的上终板平行线和下端椎的下终板平行线之间的夹角为脊柱侧凸角，称为Cobb角。Cobb法操作简便，结果可重复性高，适用于测量较大角度的脊柱侧凸。因此，国际脊柱侧凸研究学会规定将Cobb法作为测量脊柱侧凸的标准：当Cobb角大于10°时，被认为是脊柱侧凸；连续测量Cobb角，差异小于5°，被认为是测量本身误差。

2.脊椎旋转角度

脊椎旋转角度是反映胸廓畸形及肋骨隆起程度，评估脊柱侧凸进展风险及治疗效果的一项重要参数。在正位X线片上，可根据棘突、椎弓根投射在椎体上的位置和比例粗略估算椎骨旋转角度，如Nash-Moe法。在此基础上，Perdriolle's方法采用特制的量角器，测量椎骨旋转角度的具体大小，但其精确度的最小变化为5°。脊柱旋转角度测量方法见图5-2-3。

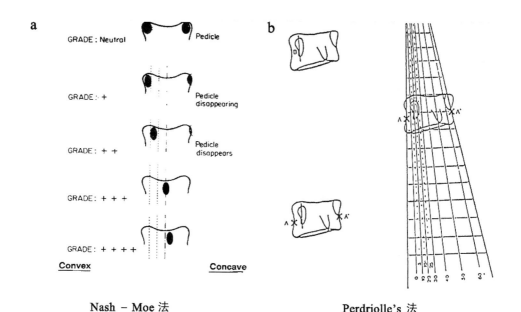

图5-2-3　脊椎旋转角度测量方法

其他测量方法如计算机断层扫描技术（CT）能够显示脊柱侧凸每一个椎体在水平面上的骨性结构特征，可直接评估脊椎旋转角度（图5-2-4）。

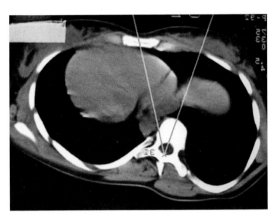

图5-2-4　CT成像Aaro-Dahlborn法测量脊椎旋转角度

3. 脊柱柔韧性

脊柱柔韧性（curve flexibility）是评估脊柱侧凸可矫正程度的重要参数，能够判断结构性和非结构性侧凸，预测康复运动、矫形器或手术治疗的矫正效果。通过比较站立位与其他体位下X线成像Cobb角的变化，评估脊柱侧凸患者的脊柱柔韧性，如仰卧侧屈位X线成像、俯卧加压位X线成像、牵引位X线成像和支点侧曲位X线成像（图5-2-5）。

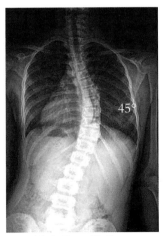
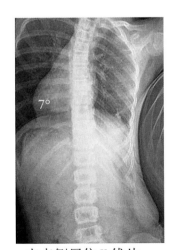

站立位 X 线片　　　　　支点侧屈位 X 线片

图5-2-5　脊柱柔韧性测量方法

4.胸椎后凸/腰椎前凸角度

胸椎后凸/腰椎前凸角度是反映脊柱侧凸在矢状面上平衡的重要参数。Cobb法通过计算T_1至T_{12}两个椎体终板之间的倾斜程度反映胸椎后凸角度；计算L_1至L_5两个椎体终板之间的倾斜程度反映腰椎前凸角度（图5-2-6）。

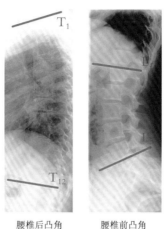

腰椎后凸角　　　腰椎前凸角

图5-2-6　胸椎后凸/腰椎前凸角度测量

5.骨成熟度

骨成熟度反映青少年生长发育程度，是选择脊柱侧凸手术治疗或保守治疗的重要依据。在骨盆正位X线片上，根据髂骨翼的骨骺骨化范围判断骨成熟度，其结果可表示为Risser征分级，Risser征可分为Ⅰ～Ⅴ级（图5-2-7）。髂骨骨骺从侧方向中间生长，Risser征Ⅰ～Ⅱ级表示生长发育高峰期，即髂骨的骨骺还处于开放阶段，可以判定该患者脊柱侧凸加重的风险较大，宜选择积极的方法治疗。而Risser征Ⅴ级表示髂骨骨骺全部出现，脊柱侧凸进展缓慢，可根据侧凸角度大小及症状选择合适的方法。

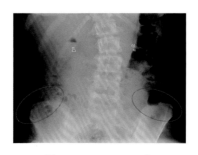

图5-2-7　Risser征

（三）活动与参与评定

1. 美国脊柱侧凸研究学会-22患者问卷

美国脊柱侧凸研究学会-22（Scoliosis Research Society-22, SRS-22）患者问卷如表5-2-1所示。问卷对脊柱侧凸患者的生活质量和心理健康的评估涉及以下5个方面：功能活动（5，9，12，15，18）；疼痛（1，2，8，11，17）；自我形象（4，6，10，14，19）；心理健康（3，7，13，16，20）；对治疗的满意程度（21，22）。该问卷不仅用于脊凸侧凸手术患者，还可用于保守治疗的脊柱侧凸患者。

表5-2-1　美国脊柱侧凸研究学会-22患者问卷

以下每个问题有5个选项，请从中圈选最适合您的一项答案：

1. 以下哪一项能够最确切描述你在过去6个月中所经历的痛苦程度：
   ⑤没有　④轻度　③中度　②中度至重度　①重度
2. 以下哪一项能够最确切描述你在过去1个月中所经历的痛苦程度：
   ⑤没有　④轻度　③中度　②中度至重度　①重度
3. 在过去的6个月是否有过紧张不安？
   ⑤没有　④很少　③有时　②大部分时间　①一直有
4. 如果你的背部外形在你今后的生活中一直保持现在的样子，你会觉得怎样？
   ⑤非常愉快　④有点快乐　③不愉快也不烦恼　②有点不　①很不愉快
5. 你目前的活动状况如何？
   ⑤所有活动不受限制　④中度劳动和运动　③轻微劳动和运动　②基本没有活动　①卧床不起
6. 你穿上衣服后外观怎样？
   ⑤很好　④好　③还可以　②不好　①很不好
7. 在过去的6个月，你是否曾感到很郁闷，什么都不能让你高兴起来？
   ⑤从没有　④很少有　③有时有　②常有　①很常有
8. 在你休息的时候曾感到过背痛吗？
   ⑤从没有　④很少有　③有时有　②常有　①很常有
9. 你目前的工作/学习活动状况怎样？
   ⑤完全正常　④75%正常　③50%正常　②25%正常　①完全不正常
10. 以下哪一项最能够确切描述了你的躯干外形？
    ⑤很好　④好　③还可以　②不好　①很不好
11. 下面哪一项最确切描述你为治疗背部的用药情况？
    ⑤没有　④非麻醉药(每周或少于1周)　③麻醉药(每周或少于1周)　②每天服用　①其他
12. 你的背部是否限制你做家务？
    ⑤从不　④很少　③有时候　②经常　①很经常
13. 在过去的6个月你感到心情平和吗？
    ⑤一直是　④大部分时间是　③有时候是　②很少有　①没有

以下每个问题有 5 个选项，请从中圈选最适合您的一项答案：

14. 你感到你的背部情况影响你的人际关系吗？
⑤没有影响　④稍有点影响　③有轻度影响　②有中度影响　①有严重影响

15. 你或你的家庭是否曾由于你的背部情况遇到经济困难？
⑤没有　④稍有点　③轻度的　②中度的　①很严重

16. 在过去的 6 个月你曾感到心情沮丧吗？
⑤从没有　④很少有　③有时有　②经常有　①很常有

17. 在过去的 3 个月你曾因背痛向老师请过病假吗？如有，请说明请了几天病假：
⑤0 天　④1 天　③2 天　②3 天　①4 天或更多

18. 你出去玩的时间比你的朋友多还是少？
⑤多得多　④多　③一样　②少　①少得多

19. 你对自己目前的背部外观感到满意吗？
⑤很满意　④有点满意　③一般　②不那么满意　①根本不满意

20. 在过去的 6 个月感到快乐吗？
⑤一直感到快乐　④大部分时间感到快乐　③有时感到快乐　②很少感到快乐　①从不感到快乐

21. 你对你背部的治疗结果感到满意吗？
⑤很满意　④有点满意　③一般　②不满意　①很不满意

22. 如果你有同样的病情，你将愿意再次采取同样的治疗吗？
⑤肯定愿意　④很可能愿意　③一般不确定　②很可能不愿意　①肯定不愿意

注：SRS–22 患者问卷包括 22 个项目，每个项目的①～⑤选项对应为 1～5 分。⑤代表极好，①代表极差。

2. 改良 Barthel 指数评定
详见第一章第四节内容。

（陈　敏　王　谦）

第三节　脊柱侧凸的治疗

一、运动疗法

运动疗法是脊柱侧凸非手术治疗中的一种，包括一般的运动疗法如瑜伽、普拉提、拉伸运动等，以及根据不同侧凸部位、不同侧凸程度和临床特征而制订的特殊的个性化治疗方法。

（一）脊柱侧凸特殊运动疗法

脊柱侧凸特殊运动疗法（physiotherapeutic scoliosis specific exercises, PSSE）通过针对性、个性化的运动治疗方案配合支具治疗或者手术治疗以改善患者身心功能障碍，包括自我认知及日常生活能力（ADL）管理、核心训练、纠正性训练、姿势稳定性训练、有氧训练、家庭训练等。治疗目标在于改善外观，停止或缓解侧凸进展，同时改善穿戴矫形支具及手术后的功能障碍，维持支具和手术效果，提高患者生活质量。

2011年，国际脊柱侧凸研究学会（Scoliosis Research Society, SRS）和国际脊柱侧凸矫形与康复治疗学会（International Society On Scoliosis Orthopaedic and Rehabilitation Treatment, SOSORT）均推荐将PSSE用于脊柱侧凸的保守治疗、配合支具治疗及脊柱侧凸术前术后康复治疗，也可单独作为一种治疗方法应用于轻度的脊柱侧凸患者。

SOSORT推荐的PSSE：波兰DoboMed疗法、德国Schroth疗法、意大利SEAS疗法和英国Side shift疗法。另外，法国Lyon疗法，捷克DNS疗法也是应用较为成熟的治疗方法。以上干预方法均从三维自我纠正、家庭式系统训练、矫正后姿势稳定三个方面对患者进行干预。根据患者参与治疗的形式，治疗以门诊治疗、住院强化训练、家庭康复、门诊-家庭相结合等形式进行。

（二）PSSE的基本内容

1. 患者自我认知/日常生活能力管理

学习对身体的认识和感知，如脊柱侧弯的节段，重心偏移，身体各部位的控制能力，日常姿势控制意识，日常家庭训练的管理等（图5-3-1、图5-3-2）。

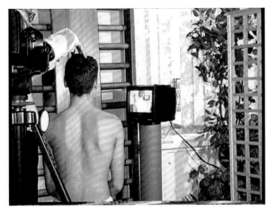

图5-3-1　自我认知

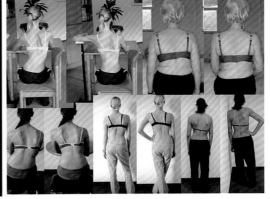

图5-3-2　日常姿势控制与纠正

2. 核心稳定训练

由于骨盆带和胸廓变形，绝大部分患者的核心稳定性不足，需要强化练习以提高身体的稳定性和姿势控制能力（图5-3-3）。

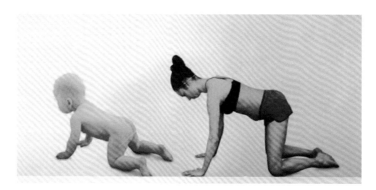

图5-3-3　核心稳定训练

3.纠正性训练

（1）脊柱自主延伸（图5-3-4）。从矢状面实现脊柱的延长，以激活椎旁肌。

（2）骨盆控制。骨盆侧倾侧移旋转可以实现腰部侧凸椎体的反旋和抗屈曲矫正。

（3）肩部反向牵引。双肩做反向牵引可以实现胸段侧凸的抗屈和胸廓旋转。（图5-3-5）

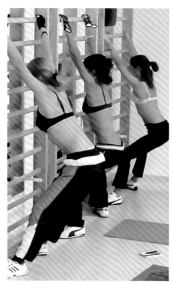

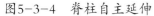

图5-3-4　脊柱自主延伸

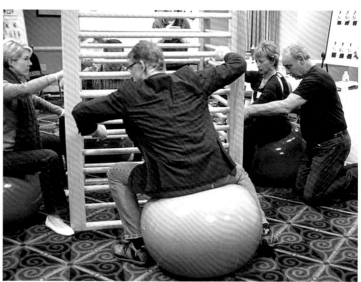

图5-3-5　肩部反向牵引

（4）胸廓旋转训练（图5-3-6）。可增加胸廓凹陷处的扩张能力，与肩带反向牵引形成矫正旋转对抗，以矫正胸段侧凸中的胸廓旋转、胸椎旋转及胸椎前移（平背）。

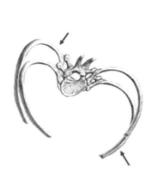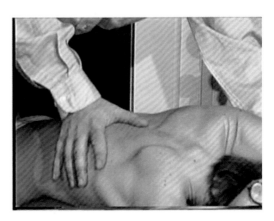

图5-3-6　胸廓旋转训练

（5）胸椎侧移（图5-3-7）。侧向移动脊柱，增加胸椎灵活性，以矫正胸段侧凸。

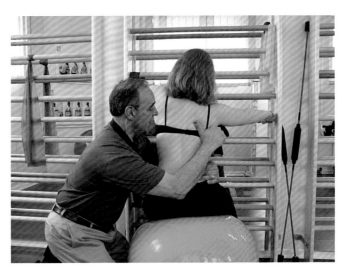

图5-3-7　胸椎侧移

4.姿势稳定性训练

整合纠正训练以到达稳定的姿势控制，需长期练习。（图5-3-8）

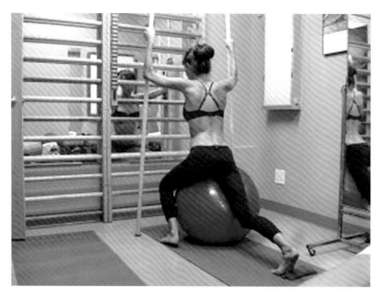

图5-3-8　姿势稳定性训练

5.柔韧性训练

脊柱的关节松动和柔韧性运动是佩戴矫形器前增加躯干柔韧性的重要干预措施（图5-3-9）。

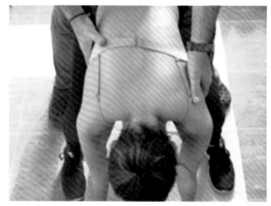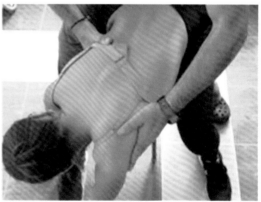

图5-3-9　柔韧性训练

6.平衡训练

平衡训练的目的是提高躯干轴向、静态和动态平衡。平衡训练在姿势康复中是重要的，因为脊柱侧凸患者大脑皮质的平衡控制中心存在功能障碍。平衡板训练仅适用于刚开始训练平衡性的患者，训练过程中强调利用镜子帮助患者进行自我矫正练习（图5-3-10）。

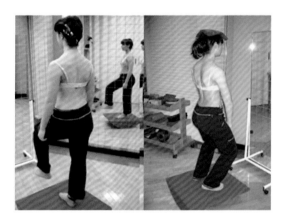

图5-3-10　平衡板训练

7.有氧训练

有氧训练需要康复治疗师在专业的心肺测定后为患者制订有效的目标心率区间、运动时长、运动类型以及运动强度。有氧训练如步态训练（图5-3-11），可以提高患者心肺功能。

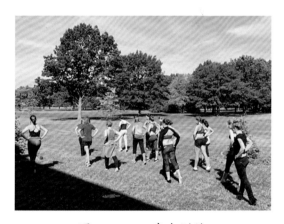

图5-3-11　步态训练

（三）部分PSSE介绍

1.法国Lyon疗法

两个世纪前，法国Gabriel Pravaz骨外科医生Lyon创办了首个骨科物理治疗中心，20世纪中叶，法国医生Pierre Stagnara发明了脊柱侧凸非手术疗法，并于

1947年发明了Lyon矫形器。Lyon疗法需结合Lyon矫形器共同应用，以使该疗法更具科学性。

他们采用Ponseti和Lenke分型对脊柱侧凸进行诊治。首先对患者进行身体评估，让患者意识到自己的躯干畸形，然后指导患者穿戴Lyon矫形器进行脊柱伸展体操训练及日常训练，纠正患者错误的习惯。新Lyon矫形器的使用也提倡结合PSSE，包括呼吸训练、脊柱三维矫正、髂骨-腰椎角度松动（腰椎脊柱侧凸）、患者教育（饮食控制、避免石膏综合征、皮肤护理等）、坐姿矫正、脊柱神经肌肉控制、躯干稳定以及人体工效学（如何提高工作效率）等。

2. 德国Schroth疗法

Schroth疗法由凯德琳娜·施罗斯（Katharina Schroth）创立，她是中度脊柱侧凸患者。为了摆脱佩戴钢板支架的困扰，她尝试用一种更有效的方法改善自己的生活质量。她的灵感来自膨胀的气球，1910年她尝试面对镜子，在自己的侧凸的胸凹侧吸入更多气体来矫正脊柱侧凸，同时她认识到，脊柱侧凸的三维矫正需要通过练习一系列设计好的姿势矫正动作及改变错误的姿势来实现。

基于经典的物理治疗原则，Schroth疗法从1921年开始得到发展，在她的女儿凯丽斯塔·莱纳特·施罗斯（Christa Lehnert Schroth）的帮助下，木森（Meissen）开办了一个小诊所。1930年后，Schroth疗法在整个德国受到广泛认可，被誉为最有效的保守治疗方法。他们采用自己独特的施罗斯分型对脊柱侧凸进行分型诊治，并结合矫形器进行治疗。

3. 西班牙BSPTS疗法

BSPTS疗法的基础理论来源于Schroth疗法中三维自我纠正的思想，是Rigo博士经过数十年的教学，总结Schroth疗法的技术优点，并结合多年临床经验和先进理念于2009年创立的。

该疗法与Schroth疗法有异曲同工之妙。其在施罗斯分型的基础上进行改进，以Rigo分型对侧凸进行诊治。同样也结合矫形器进行治疗，并且鼓励患者集体训练，以改善心理障碍、提高治疗积极性和趣味性。

4. 意大利SEAS疗法

SEAS（scientific exercises approach to scoliosis）疗法起源于法国的Lyon疗法，由Antonio Negrini和Nevia Verzini于20世纪60年代在意大利的维杰瓦（Vigevano）创立。同时两位治疗师也创立了Negrini脊柱中心（Centro Scoliosi Negrini, CSN）。该中心于2002年改名为意大利脊柱科学研究所（Istituto

Scientifico Italiao Colonna Vertebrale, ISICO）。由Michele Romano 和Alessandra Negrini两位物理治疗师指导患者训练，并在全球各地进行授课。

SEAS疗法根据Ponseti和Friedman分型对脊柱侧凸进行诊治，倡导脊柱侧凸运动疗法的两大原则：主动自我矫正（active self correction）、脊柱稳定（spine stabilisation）。SEAS疗法强调团队协作对于脊柱侧凸治疗的重要性，即脊柱专科医生、物理治疗师、矫形师和家庭核心成员的共同参与。

综上，运动疗法即针对不同类型的脊柱侧凸患者，根据精准评估结果制订个性化系统性治疗方案。脊柱侧凸患者每周应进行2或3次训练治疗，每次45分钟；日常家庭训练，每日20分钟，每3～4个月进行一次评估，再根据评估结果重新制订系统治疗方案。总体来说，PSSE对患者来说是一种自我训练，无外在的辅助功能性运动，通过提高患者对脊柱畸形的自我认知，帮助他们懂得在脊柱三维层面进行自我姿势矫正，并在此基础上发展脊柱稳定肌群的肌力和肌耐力，以及神经肌肉控制，最终达到姿势行为控制。

二、手术治疗

手术是治疗脊柱侧凸的有效手段。当侧凸发展到比较严重的程度时，往往需要手术进行矫正。随着外科手术技术的不断发展，脊柱侧凸矫正手术越来越普及，越来越多的脊柱侧凸患者接受了手术治疗。因为不同类型的脊柱侧凸手术治疗方法也存在差异，所以本节将按照侧凸类型来介绍对应手术治疗的情况。

（一）特发性脊柱侧凸

特发性脊柱侧凸是脊柱侧凸中最常见的类型，约占脊柱侧凸病例的80%。特发性脊柱侧凸根据年龄分为婴儿型（0～3岁）、少儿型（4～10岁）、青少年型（11～18岁），成年型（18岁以后）。青少年患者是接受手术治疗的主要群体。通常当患者的侧凸大于50°，外观畸形明显，骨骼发育接近成熟（Risser征Ⅲ～Ⅳ级，女孩通常13～14岁，男孩通常15～16岁），首选手术治疗。

手术治疗一般采用经后路脊柱侧凸矫正植骨融合内固定术。从后背正中做切口，剥离两侧肌肉，显露椎板、横突、小关节突，植入椎弓根螺钉，上棒矫正侧凸，将椎板表面皮质骨打成鱼鳞状，植入自体骨和人工骨，关闭切口。通常50°～60°的侧凸可以矫正到10°以内，矫正率可以达到90%以上。（图5-3-12）

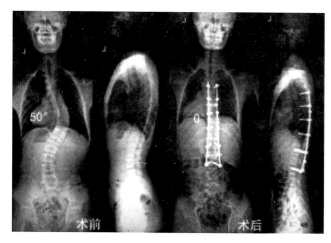

图5-3-12 特发性脊柱侧凸，行经后路脊柱侧凸矫正植骨融合内固定术后，
术前主弯50°，术后0°，矫形率100%

在一些侧凸更为严重的患者，不仅脊柱侧凸度数大，而且僵硬，需要辅以截骨来松解脊柱，从而提高矫形率。常用的截骨技术包括Ponte截骨、PSO截骨、VCR截骨，可根据患者侧凸严重程度及僵硬情况选择。

目前，针对特发性脊柱侧凸主流的手术方式是后路手术，但是对于主弯位于胸腰段和腰段的患者，前路手术也被一些学者推崇，因为前路手术可以节省融合节段，而且对于恢复腰前凸也有帮助（图5-3-13）。

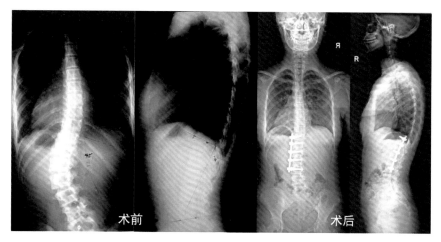

图5-3-13 特发性脊柱侧凸，主弯位于胸腰段，
行经前路脊柱侧凸矫正植骨融合内固定术

　　不同患者脊柱侧凸的特点并不一样，需要采用的手术策略也不同。为了指导手术治疗，学者们提出多种多样的分型系统，比较有影响的有King分型、Lenke分型、协和分型。目前世界上广为使用的是Lenke分型，根据冠状面侧凸、胸椎后凸、腰弯与骶骨中垂线的关系进行分型，对手术治疗有较好的指导意义。

　　青少年型特发性脊柱侧凸患者在生长发育接近成熟时进行一次手术就可以了，但是对于婴儿型和少儿型特发性脊柱侧凸患者，因为年龄太小，过早进行手术融合会影响胸廓及脊柱生长，导致肺功能损害及身材矮小。因此，对于少儿型特发性脊柱侧凸患者，可以采用生长棒技术进行治疗，定期进行撑开，既可以控制侧凸，又可以让脊柱继续生长（图5-3-14）。但是生长棒技术也有一定缺陷，如需要反复多次手术（理论上每半年需要撑开一次）、多次手术后撑开距离明显下降、脊柱自发融合等。对于婴儿型脊柱侧凸患者，也可以先采用石膏和矫形器来治疗，再根据侧凸控制情况决定之后的治疗方案。

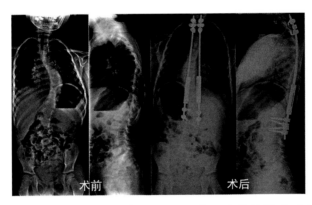

图5-3-14　少儿型特发性脊柱侧凸，采用生长棒技术进行治疗

（二）先天性脊柱侧凸

　　先天性脊柱侧凸是指骨性结构异常导致的侧凸，可分为椎体形成障碍型、分节不全型及混合型（椎体形成障碍合并分节不全），其中临床上最为常见的是椎体形成障碍型，是半椎体导致的，侧凸的进展速度与半椎体部位、分节是否完全关系密切。一般来说，位于胸腰段、腰段、腰骶段、颈胸段完全分节的半椎体进展速度更快，条件允许的情况下应尽早切除。

　　临床治疗先天性脊柱侧凸椎体形成障碍型最常采用的手术方式是半椎体切除、侧凸矫正、植骨融合内固定术。手术可以采用前后路联合，也可采用单纯经后路手术。随着后路手术技术的不断进步，单纯经后路手术切除半椎体在临床的应用越来越多。从后背正中做切口，剥离两侧肌肉，显露椎板、横突、小关节突，植入椎弓根螺钉，切除半椎体，上棒矫正侧凸，将椎板表面皮质骨打成鱼鳞状，植入自体骨，关闭切口。对于单发的半椎体畸形，短节段固定即可满意矫形（图5-3-15），但是对多发的半椎体，可能需要长节段固定（图5-3-16）。

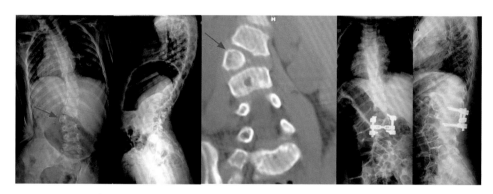

图5-3-15 单发半椎体畸形（红色箭头所示为半椎体），行短节段固定融合

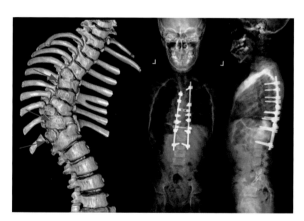

图5-3-16 多发半椎体畸形（红色箭头所示为半椎体），需长节段固定融合

（三）退变性脊柱侧凸

退变性脊柱侧凸是指由于脊柱退变导致的侧凸。随着社会人口的老龄化，退变性脊柱侧凸发病率持续升高。退变性脊柱侧凸多位于腰段，椎体的侧方滑移明显，患者躯干失代偿比较常见，不少患者同时合并神经根损害，有下肢麻木、疼痛、间歇性跛行的症状。

保守治疗无效的退变性脊柱侧凸患者，往往需要进行手术治疗，手术采用后路矫形固定融合术。与特发性脊柱侧凸不同的是，退变性脊柱侧凸的患者往往需要进行减压以缓解神经症状，而且需要注意恢复冠状面及矢状面的平衡（图5-3-17）。

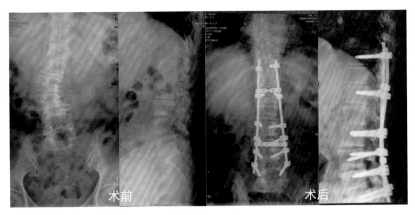

图5-3-17　退变性脊柱侧凸，行经后路矫形固定融合术

（四）其他类型的脊柱侧凸

导致脊柱侧凸的原因众多，除了上述的三种原因，还有许多疾病可以导致侧凸：如神经肌肉型脊柱侧凸，比较常见有脊髓空洞源性脊柱侧凸、脑瘫；综合征性脊柱侧凸，如马凡（Marfan）综合征；神经纤维瘤导致的脊柱侧凸；肿瘤导致的脊柱侧凸；脊髓损伤导致的脊柱侧凸；疤痕导致的脊柱侧凸。

对于这些特殊类型的侧凸，手术治疗有其特殊之处。例如脊髓空洞源性脊柱侧凸，如果空洞比较大，需要先行手术处理空洞，之后再行侧凸矫正以降低矫形风险（图5-3-18）。马凡综合征及神经纤维瘤导致的脊柱侧凸常常合并骨

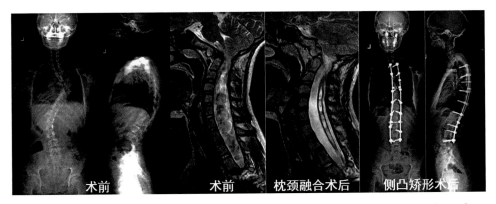

图5-3-18　脊髓空洞源性脊柱侧凸，合并枕寰区畸形，先行手术处理枕寰区畸形，使空洞缩小，再行经后路侧凸矫形固定融合术

质结构异常，在手术方式的选择上需要有特殊考虑。肿瘤导致的脊柱侧凸，常常需要先切除肿瘤，再矫正侧凸（图5-3-19）。

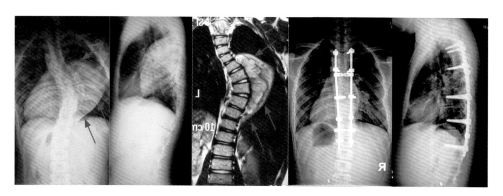

图5-3-19　由巨大的节细胞神经瘤导致的脊柱侧凸，治疗时先行手术切除肿瘤（红色箭头所示为肿瘤），再行经后路侧凸矫形固定融合术

（五）重度僵硬性脊柱侧凸

大多数接受手术治疗的患者侧凸在50°～60°，但是也有不少患者侧凸非常严重，侧凸度数超过90°被认为是重度侧凸，柔韧度小于30%的被称为僵硬性侧凸。对于重度僵硬性脊柱侧凸，由于畸形严重而且僵硬，常常需要联合多种技术来进行矫正，例如牵引、截骨，而且在手术方式上也多种多样，有单纯的后路手术，也有前后路联合手术。单纯的后路手术常常需要辅以截骨才能达到满意的矫形效果，前后路手术则是先做前路手术进行松解，再做后路矫形（图5-3-20），目前各个医疗机构选用的手术方式并不一致。

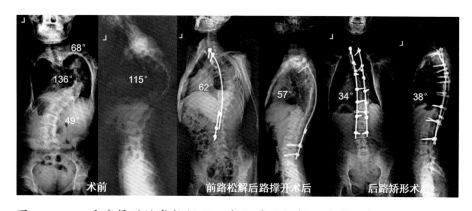

图5-3-20　重度僵硬性脊柱侧凸，先行前路松解后路撑开部分矫正侧凸，再行经后路侧凸矫形固定融合术

三、其他治疗

（一）电刺激治疗

矫形支具治疗可较好控制脊柱侧凸的加重，但因支具限制患者日常活动，且外形臃肿，在炎热季节与高温地区，还存在透气性较差的缺点，故导致多数患者选择中途放弃治疗。而稳定脊柱的肌肉一般较深较小，不如表浅宽大的肌肉容易训练，因此，为达到局部锻炼某侧、某一阶段脊柱肌肉的目的，电刺激治疗逐渐成为患者接受度较高的治疗方式。

1.电刺激治疗的作用机制

目前国内外应用的电刺激治疗仪多为双通道体表电刺激器，两组电极分别放置在脊柱侧弯凸侧的体表特定位置，双通道交替输出矩形电刺激波，令两组椎旁肌交替收缩与舒张，从而使侧弯的脊柱获得持续的矫正力，以达到防止侧凸加重或矫正的目的。

2.电刺激治疗的适应证

（1）可塑性较好的40°以下的脊柱侧凸。

（2）因患者年龄太小，不宜进行手术治疗的40°以上的特发性脊柱侧凸。

3.治疗方法

（1）定位。治疗前拍摄站立前后位脊柱X线片，根据X线片找出侧凸的顶椎及与其相连的肋骨，以此肋骨与患者腋后线、腋中线的交点A、B作为参考中心，在参考中心上、下各5～6cm处的腋后线至腋中线上做标志点，作为放置电极板的位置，同一组电极板的距离不应小于10cm。

（2）估计有效治疗强度。电刺激需要达到足够的强度才能达到治疗目的。电刺激的有效强度一般可通过以下方法进行估计：

1）电流刺激肌肉收缩时，以肉眼观察脊柱侧凸有无改善或变直。

2）肌肉收缩时触摸患者的棘突，感受其有无移动。

3）进行有电刺激肌肉收缩及无电刺激时的X线对比，测量侧凸角度有无10°以上的减少。

如未达到以上要求，应向前或向后调整电极板位置，或略增大同一组电极板间的距离，找到最佳刺激点，并使电流强度逐渐增大到60～70mA，一般宜为50～80mA。

（3）电刺激治疗处方。

1）第一周：第一天电刺激治疗时间为半小时，每日2次，第二天刺激1小时。每日2次，第三天刺激3小时，每日1次。以后每日刺激1次，每次递增1小时，至第七天刺激7小时，电流量也由第一天的30mA增加到第七天的70mA。

2）经一周白天治疗使患者适应，同时教会家长如何使用刺激器和放置电极板，后改为晚上治疗，在患者入睡后开动仪器使电流由30mA开始，2～3min后逐渐调到60～70mA，以免一开始刺激过强影响患者睡眠。

3）在电刺激治疗过程中，应定期复查，在第一个月治疗结构后，应详细检查，评估疗效，以确定治疗是否有效，分析刺激部位是否需要调整。以后每三个月复查一次。

（4）注意事项。

1）皮疹：在治疗开始阶段，放置电极板部位的皮肤可能会出现皮疹或接触性皮炎，一般不需要停止治疗，通过清洁皮肤与外擦软膏，情况即可逐渐好转，必要时也可将电极板向前或向后稍加移动，避开皮疹区。

2）经常核对刺激点：在正确的刺激点给予刺激是获得有效治疗的前提，治疗师应调整电极板位置，使肌肉收缩时其矫正力的作用位于脊柱侧凸的顶椎上。

3）刺激强度不足或刺激时间不够是影响疗效的另一重要因素，一般刺激强度为60～70mA，每天刺激持续时间应不少于7h。

4）电刺激疗法一般需持续至脊柱骨骼发育成熟，治疗时间需持续几年甚至几十年，故需要患者有良好的依从性。为达到良好的治疗效果，也可与支具治疗联合应用，即白天穿戴支具进行矫形，夜晚进行电刺激治疗。

（二）牵引治疗

脊柱牵引在脊柱侧凸的治疗中应用较广泛，可分为无创牵引和有创牵引两类。无创牵引相对柔和，适用范围更广。常用方法有悬吊牵引、自身重力牵引、牵引床牵引、牵引椅牵引等。单纯的纵向牵引，如悬吊牵引、自身重力牵引等方式，难以矫正脊柱侧凸，但结合牵伸椎旁肌群和脊柱韧带等连接结构，可以增加脊柱的可屈性，缓解由脊柱变形引起的局部疼痛和肌痉挛，减轻变形椎体对神经的压迫，进而延缓脊柱侧凸的进一步加重，改善侧凸程度。有创牵引常用的有颅骨-股骨髁上牵引、头盆环牵引等，仅用于重度脊柱侧凸的术前准备治疗，其松解脊柱侧凸凹侧挛缩的软组织，使手术最大限度地矫正侧凸，防止手术一次性地牵引，避免或减少脊髓神经损伤等并发症。

（三）手法治疗

手法治疗是利用脊椎的棘突和横突作为杠杆进行脊椎矫正的治疗方式。通过临床医学检查，结合患者的实际情况，找到脊柱侧凸的原发部位与矫正的关键点，运用力学原理，对侧凸位置施加适当矫正，以调整脊椎的生物力学失衡状态。

手法为我国医学的常用治疗方法，目前多应用于Cobb角<30°的病例。推拿手法具有纠正小关节错位及滑膜嵌顿的作用。脊柱推拿可通过松解手法缓解紧张痉挛的韧带与肌肉，减轻腰神经后支的卡压；通过调衡手法调整脊柱小关节与椎体间的关系，恢复腰椎生理曲度，减轻腰椎不对称负荷的加重。正脊手法是在传统脊柱推拿手法的基础上，结合退行性脊柱侧凸的临床症状与生物力学特点总结出的一套治疗方法。其操作要点如下：

（1）利用滚法松弛椎旁肌肉等软组织。

（2）利用揉捻法着重松解凹侧痉挛的筋膜、肌肉、韧带。

（3）结合侧凸特点，利用推按法在凸侧棘突处加压矫形。该手法在操作过程中不建议使用侧扳法矫正畸形，同时应注意动作轻柔、力度适中，避免暴力操作引起医源性损伤。

（姜　冲　周春光　郑　瑜　王艳洋　尹子文）

第四节　脊柱侧凸矫形器的种类

一、色努矫形器

1. 起源

色努矫形器（图5-4-1）是色努（Chêneau）教授于20世纪70年代在E.G.阿波特方法的基础上创新提出的，并在之后的时间里不断地改进了色努脊柱侧凸矫形器的治疗方案。至今，色努矫形器在国际上，特别是在欧洲得到了广泛应用。我国于1999年，色努和维尔茨先生到中国假肢矫形技术中等专业学校举办"色努脊柱侧凸矫形器技术讲座"时引进该技术。目前该技术在国内发展已有20年左右。

2. 设计特点

T_6以下脊柱侧凸，采用三点力原理治疗，通过较大的释放空间及呼吸矫正理论提供主动与被动矫正。

3.适应证

T$_6$以下特发性脊柱侧凸。

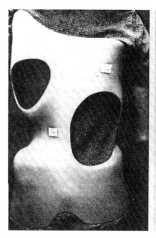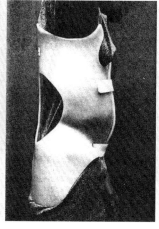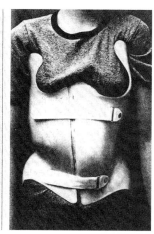

图5-4-1　色努矫形器

二、密尔沃基矫形器

1.起源

密尔沃基（Milwaukee）矫形器（图5-4-2）是1945年由密尔沃基市（美国威斯康星州）的布朗特（Blount）和莫（Moe）开发的。

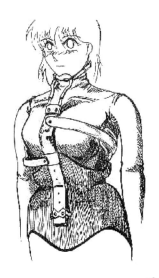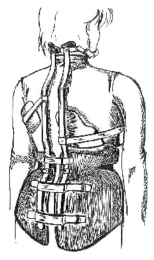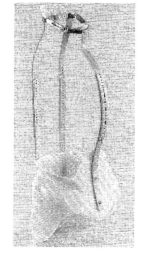

图5-4-2　密尔沃基矫形器

2. 设计特点

第一个确认有效的侧凸矫形器，由金属加皮革的骨盆围托，枕骨托和颌托的颈环，胸椎垫，支条，骨盆和颌托组成。应用了垂直牵引力和冠状面的三点力原理。

3. 适应证

T_8以上特发性脊柱侧凸，胸腰弯，以及颈弯。

4. 并发症

对患者日常生活能力影响较大，外观易使青春期患者产生心理障碍，过度牵引容易造成牙列变形。

三、波士顿矫形器

1. 起源

波士顿（Boston）矫形器（图5-4-3）的出现源于波士顿哈巴德大学儿童医院的霍尔（Hall）等人，其以密尔沃基矫形器的设计方法为基础，开发了"用于侧凸症非手术性控制的波士顿系统"。

2. 设计特点

通过三点力原理，在冠状面对脊椎侧凸进行矫正及固定，在水平面对椎体进行旋转矫正，通过增加腹压牵引脊柱。采用预制品化的塑料制作骨盆围托，再根据需要安装上压垫、支条、颈环等组件，从而成为一种组件化系统。对于胸腰椎以下的脊柱轻度侧凸，如果使用的压垫得当，没有"上部结构"也能实

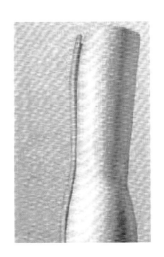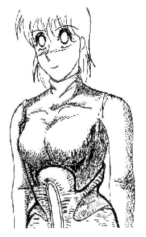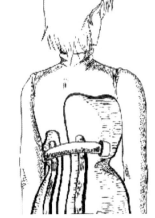

图5-4-3　波士顿矫形器

现侧凸的矫正，因此临床把这种形式的矫形器叫作狭义的波士顿矫形器。其矫正原理为，在额状面上利用三点力原理进行矫正，利用压垫减少水平面上的扭转，利用腹托减少腰椎前凸，提高腹腔内压以产生对脊椎的牵引力。

3. 适应证

胸、腰段较低位置的，Cobb角小于$45°$的特发性脊柱侧凸，多在T_{10}以下。

四、大阪医大式矫形器

1. 起源

由于波士顿矫形器对于胸椎侧凸的矫正达不到期望的效果。大阪医科大学为更好地矫正胸椎弯曲，设计了大阪医大式矫形器，又称OMC矫形器（图5-4-4），是一种腋下型脊柱侧凸矫形器。

2. 设计特点

定制，与波士顿矫形器类似，大阪医大式矫形器首先以骨盆托为基准，矫形器本身确保对主弯曲以下部分的矫正；其次是利用附加的高位胸椎垫，对胸椎的弯曲进行矫正，同时改善脊柱的平衡。

在主要弯曲的对面安装腋下垫，使胸腰椎弯曲得以矫正，脊柱受力平衡得到改善，适用于顶椎在T_8以下的脊柱侧凸，它在胸椎主弯曲对面的外侧安装上高位胸椎垫，便能对过去必须使用密尔沃基矫形器的胸椎弯曲进行有效矫正。

3. 适应证

T_8以下特发性脊柱侧凸。

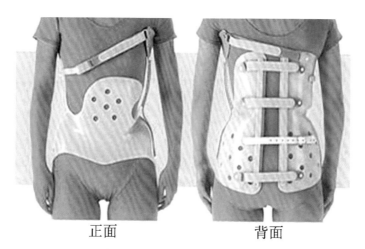

正面　　　　　　　背面

图5-4-4　大阪医大式矫形器

五、斯塔格纳拉矫形器

1. 起源

在欧洲，多数医生使用独自开发的脊柱侧凸治疗矫形器。其中最有代表性的是法国里昂的整形外科医生斯塔格纳拉（Stagnara）设计的斯塔格纳拉矫形器（Stagnara-corset），也叫作里昂矫形器（图5-4-5）。

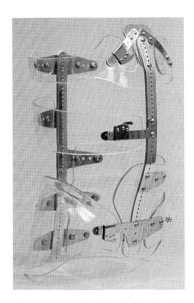

图5-4-5　斯塔格纳拉矫形器

2. 设计特点

这一矫形器的取型，是在一种叫作科特雷尔的牵引架上进行的。取型时，让患者取最大矫正位。取型后在阳模上采用热塑板材进行模型成型，然后分割成骨盆围托、胸部及胸廓部，再用金属支条连接起来。金属支条上装有调节用的配件，通过调节固定位置就可施加不同矫正力。该矫形器具有固定效果显著、透气性好、轻便、卫生的特点。

3. 适应证

适用于脊柱侧凸术后固定；Cobb角小于45°，顶椎在T_8的特发性脊柱侧凸。

六、GBW矫形器

1. 起源

GBW脊柱侧凸矫形器起源于德国根辛根（Gensingen）小镇Hans-Rudolf

Weiss博士的诊所，是"The Gensingen brace according to Dr.Weiss"的缩写，该矫形器经历了塔琳娜-施罗斯，克丽丝塔-来纳丝塔-施罗斯，再到Weiss博士三代的传承与发展。

2.设计特点

在色努矫形器的基础上进一步发展而来，小巧、舒适、隐蔽性较好。

3.适应证

特发性脊柱侧凸。

七、WCR脊柱侧凸矫形器

1.起源

美国著名保守治疗脊柱侧凸专家Grant Wood，在英格兰索尔福德大学假肢和矫形学院获得硕士学位后曾向Manuel Rigo博士等多名国际知名专家学习，接触了欧洲各种保守脊柱侧凸治疗的流派和方法，经过长期专业理论的学习和临床实践后，他开发了WCR脊柱侧凸矫形器。

2.设计特点

WCR矫形器是在Rigo-Chêneau矫形器的基础上进一步发展出来的新矫形器，它以Rigo分型为基础，在矫形器的设计上做了进一步改进。WCR脊柱侧凸矫形器强调身体的力线，认为身体的倾斜会带来新的脊柱变形，不能盲目追求矫形器的短小而缺失必要的力点，强调螺旋矫正。

3.适应证

特发性脊柱侧凸。

八、计算机辅助设计、3D打印脊柱侧凸矫形器

1.起源

此类矫形器以计算机辅助设计、3D扫描、3D打印技术的发展为基础。目前国内使用较多的是Vorum公司的Spectra扫描仪、Vorum 3维雕刻设备、Vorum公司的L系列七轴机器人高性能雕刻设备，以及国产扫描、设计、雕刻设备。计算机辅助设计及3D打印脊柱侧凸矫形器见图5-4-6、图5-4-7。

2.设计特点

能够通过计算辅助设计软件精准地修改设计数据，准确把握矫正脊柱侧凸所必需的矫正位置、方向、力度，使脊柱侧凸的矫正率提高，同时有效解决了

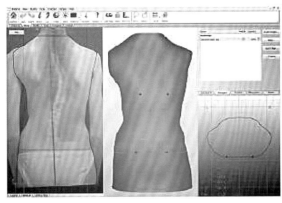

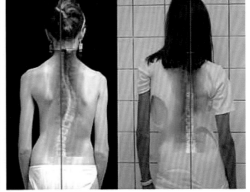

图5-4-6　计算机辅助设计脊柱侧凸矫形器　　图5-4-7　3D打印脊柱侧凸矫形器

矫形器不易透气、散热的问题。

3.适应证

特发性脊柱侧凸，对矫形器外观、透气性要求较高的患者。

九、软性脊柱侧凸矫形器

1.起源

自从加拿大学者Coillard等于2000年提出SpineCor软性矫形器的概念，世界上很多相关报道验证了软性矫形器对脊柱侧凸的矫正作用。目前，国内引进英国动态弹性支具（DMO）设计和制作动态柔性矫形器。

2.设计特点

舒适性较好，适合于对传统支具有抵触的患者。从矫正效果上看，由于矫正力量和力臂的原因，其对"S"型侧凸、脊柱柔韧性差的患者矫正效果不理想，但对于"C"型侧凸的患者，因为矫正力臂长，能起到一定的治疗效果。

3.适应证

特发性脊柱侧凸，大"C"弯，柔韧性较好的患者；对传统支具抵触较强的患者。

（赖华兵）

第五节　脊柱侧凸矫形器的设计和制作

一、色努脊柱侧凸矫形器

（一）设计原理

1.生物力学原理

色努矫形器的特点是具有矫正脊柱侧凸弯曲和扭转的三维压力垫（压力区）和较大的释放空间。其利用平移和三点力系统被动减少侧凸与扭转，在穿戴中通过患者的反旋呼吸，可起到调整胸廓、脊柱形状的主动矫正作用。

2.分型与矫形器设计

Rigo教授结合脊柱侧凸患者的形体外观、影像学检查结果及其分型，推出了里戈色努（Rigo-Chêneau）矫形器，现将其详细分型标准及矫形器设计介绍如下（表5-5-1、表5-5-2、表5-5-3、表5-5-4）。

表5-5-1　3C脊柱侧凸分型标准及矫形器设计

分型	A1	A2	A3
临床特征	●骨盆位于胸椎凹侧 ●躯干失衡于胸椎凸侧 ●长胸弯延伸至腰椎	●骨盆位于胸椎凹侧 ●躯干失衡于胸椎凸侧 ●明显的肋骨隆突／无或最小程度的腰部隆突	●骨盆位于胸椎凹侧 ●躯干失衡于胸椎凸侧 ●明显的肋骨隆突／较小的腰部隆突
影像学标准	●单长胸弯／少数胸腰弯 ●TP失衡于胸椎凸侧 ●T_1失衡于胸椎凸侧 ●L_4水平或倾斜于胸椎凸侧	●单胸弯／无或最小程度的功能性腰弯 ●TP失衡于胸椎凸侧 ●T_1失衡于胸椎凸侧 ●L_4水平	●单主胸弯和次腰弯 ●TP失衡于胸椎凸侧 ●T_1失衡于胸椎凸侧 ●L_4倾斜于胸椎凹侧／负向$L_5 \sim L_4$反向倾斜
示例			

分型	A1	A2	A3
	3C 开放胸椎凸侧骨盆	3C 经典	3C 经典
矫形器设计	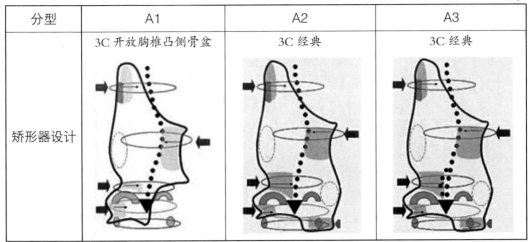		

注：根据后背临床特征和影像学标准可以诊断3C脊柱侧凸。根据以上标准可以定义不同的子类型，每个子类型对应具体的矫形器设计。

表5-5-2　4C脊柱侧凸分型标准及矫形器设计

分型	B1	B2
临床特征	● 骨盆位于胸椎凸侧 ● 躯干失衡于胸椎凹侧 ● 明显的肋骨隆突和腰部或胸腰部的隆突	● 骨盆位于胸椎凸侧 ● 躯干失衡于胸椎凹侧 ● 明显的胸腰部隆突与较小的胸部隆突
影像学标准	● 双胸弯和腰弯或胸弯和胸腰弯 ● TP 失衡于胸椎凹侧 ● T_1 失衡于胸椎凹侧 ● 正向 $L_5 \sim L_4$ 方向倾斜	● 主胸腰弯和次胸弯 ● TP 失衡于胸椎凹侧 ● T_1 失衡于胸椎凹侧 ● 正向 $L_5 \sim L_4$ 反向倾斜（通常，正向 $L_4 \sim L_3$ 反倾斜）
示例	CSL T1 TP L4 L5 B1	CSL T1 TP TL L3 L4 L5 B2

续表

分型	B1	B2
矫形器设计	4C 经典最终开放胸弯凹侧骨盆	4C 经典

注：根据后背临床特征和影像学标准可以诊断4C脊柱侧凸。根据以上标准可以定义不同的子类型，每个子类型对应具体的矫形器设计。

表5-5-3　非3C非4C脊柱侧凸分型标准及矫形器设计

分型	C1	C2
临床特征	● 骨盆居中 ● 躯干平衡 ● 明显的肋骨隆突，腰椎呈直线	● 骨盆居中 ● 躯干平衡 ● 明显的肋骨隆突结合腰部隆突
影像学标准	● 单胸弯无腰弯 ● TP 在 CSL 上 ● T_1 在 CSL 上	● 主胸弯和次腰弯或双胸弯和腰弯（假双） ● TP 在 CSL 上 ● T_1 在 CSL 上 ● 负向 L_5 ～ L_4 反向倾斜
示例	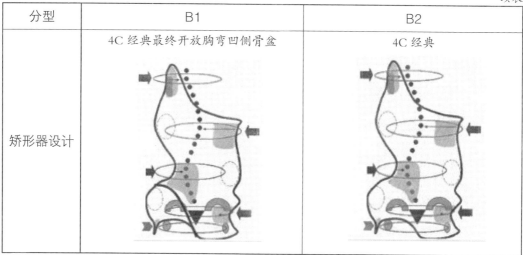	

分型	C1	C2
矫形器设计	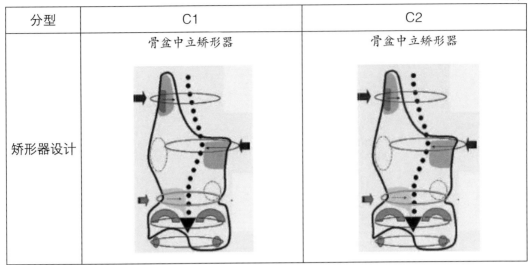	

注：根据后背临床特征和影像学标准可以诊断非3C非4C脊柱侧凸。根据以上标准可以定义不同的子类型，每个子类型对应具体的矫形器设计。

表5-5-4　单腰/胸腰弯曲模式

分类	E1	E2
临床标准	● 骨盆位于腰凸侧 ● 躯干失衡于腰凸侧 ● 明显的腰部隆突，没有胸部隆突	● 骨盆位于胸腰凸侧 ● 躯干失衡于胸腰凸侧 ● 明显的胸腰部隆突，没有胸部隆突
影像学标准	● 单腰弯无胸弯 ● TP，L_1 失衡于腰弯凸侧 ● 整个脊柱胸腰段位于 CSL 一侧	● 单胸腰弯无胸弯 ● TP，L_1 失衡于胸腰弯凸侧 ● 整个脊柱胸腰段位于 CSL 一侧
示例		

分类	E1	E2
矫形器设计	短款腰弯矫形器 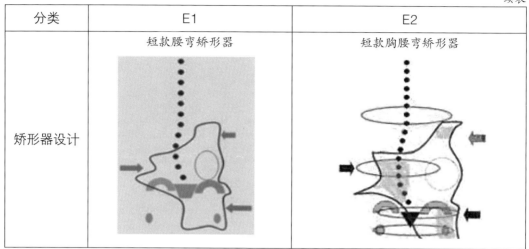	短款胸腰弯矫形器

注：根据后背临床特征和影像学标准可以诊断单腰弯/胸腰弯脊柱侧凸。根据以上标准可以定义不同的子类型，每个子类型对应具体的矫形器设计。

（二）制作工艺

1.取型

（1）准备取型工具：石膏绷带、塑料管、石膏剪、水溶性铅笔、美工刀。（图5-5-1）

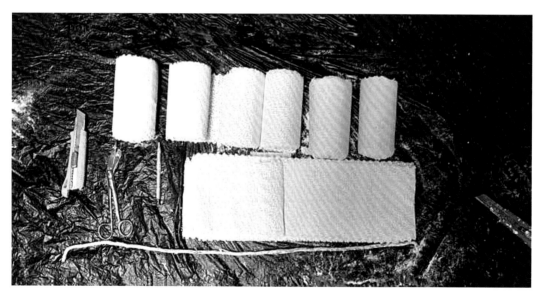

图5-5-1　准备取型工具

（2）测量相关尺寸。矫形器制作相关数据测量如图5-5-2所示。

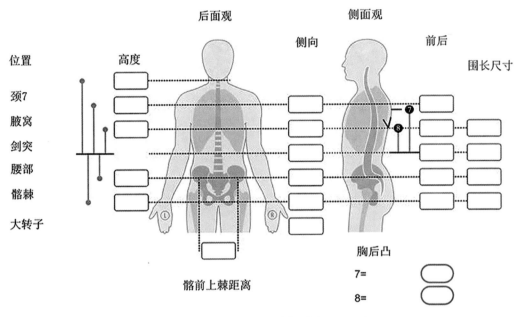

图5-5-2　矫形器制作相关数据测量

（3）用标记笔画标记。

1）正面需标记部位：两侧锁骨、肋弓、髂嵴和髂前上棘、耻骨联合、剑突（图5-5-3）。

2）侧面需标记部位：股骨大转子（图5-5-4）。

3）背部需标记部位：第七颈椎棘突、肩胛骨下角、髂后上棘、骶骨（图5-5-5）。

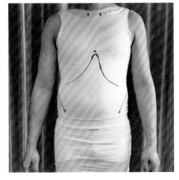

图5-5-3　正面标记示意图

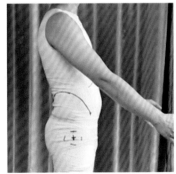

图5-5-4　侧面标记示意图

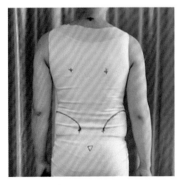

图5-5-5　背部标记示意图

（4）缠绕石膏绷带。先从骨盆处开始缠绕石膏绷带，将一条石膏绷带做成石膏绷带条，浸湿，沥去部分水分（图5-5-6～图5-5-7）；将石膏绷带条缠绕于腰部，勒出髂嵴的形状（图5-5-8）；将4～6层石膏绷带浸湿后覆盖在双肩上（图5-5-9）；将另一组4～6层石膏绷带条由后至前经过两侧腋下粘贴（图5-5-10）；将最后一组4～6层石膏绷带条贴在胸前、后中间的最上方（图5-5-11，图5-5-12）；最后用石膏绷带经过腋下，呈"8"字形向对侧肩部缠绕（图5-5-13）；用手抹平石膏绷带，使石膏浆均匀，待石膏绷带固化后，用石膏标记笔画出接缝线（图5-5-14），用石膏剪剪开或用文具刀切开石膏阴型（图5-5-15）；取下模型，标注姓名、日期等信息，取型完毕（图5-5-16）。

注：患者穿取型服取型时，应先用石膏绷带片贴在标记处，可防止缠绕绷带时标记错位。

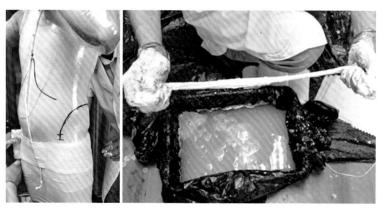

图5-5-6　缠绕　　　　图5-5-7　石膏绷带条
石膏绷带

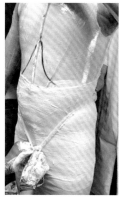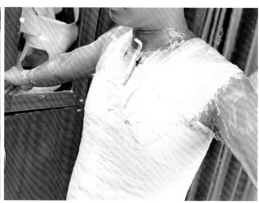

图5-5-8　勒出　　　　图5-5-9　肩部石膏绷带
髂嵴形状

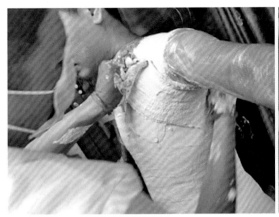

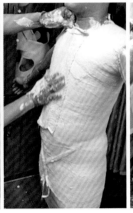

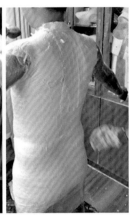

图5-5-10　腋下区域　　　　图5-5-11　　　　　图5-5-12
　　　　　　　　　　　　　　胸前上方　　　　　胸后上方

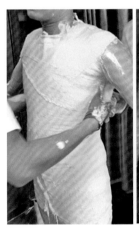

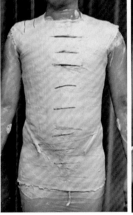

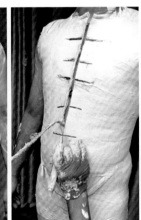

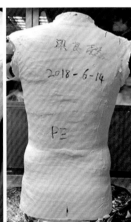

图5-5-13　　　　图5-5-14　　　　图5-5-15　切割　图5-5-16　标注信息
"8"字形缠绕　　标记接缝线

2.灌注石膏阳型（以"S"型脊柱侧凸为例）

（1）首先将石膏阴型底端进行修剪。

（2）髂后上棘连线与水平面平行。

（3）分别做出切割线，准备进行石膏阴型矫正。

（4）做出两侧髂嵴的连线，使之与髂后上棘连线平行，分别从两侧髂嵴最高点向髂后上棘连线，最后以髂后上棘连线中点为基准做一条与连线成90°的垂线（图5-5-17）。

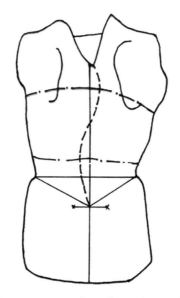

图5-5-17　确定石膏阴型矫正线

（5）根据患者脊柱侧凸程度，沿事先确定好的阴型矫正切割线将石膏阴型切开（图5-5-18）。

（6）将事先准备好的木楔块塞入侧面切开处，并调整至合适的角度（图5-5-19）。

（7）用喷浆石膏绷带在切开处进行缠绕封闭，灌注石膏浆制成阳型。

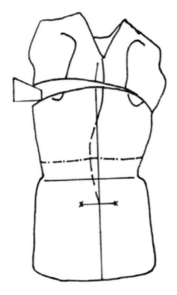 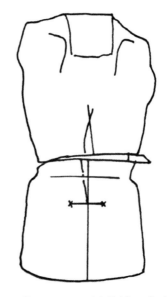

图5-5-18　切割矫正线　　　　　图5-5-19　调整矫正角度

3.修型

修型以Rigo分型4C脊柱侧凸的亚型B1型为例，设计4C经典款矫形器。

（1）画图（图5-5-20～图5-5-23）。

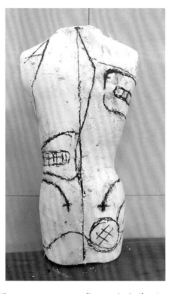

图5-5-20 石膏阳型的背面，
显示胸部压垫及腰部窗口延伸的位置

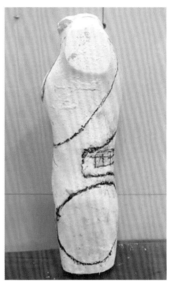

图5-5-21 石膏阳型的左侧面，
显示腹部、胸部、腰部、臀部压垫的位置

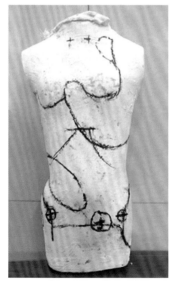

图5-5-22 石膏阳型的正面，
显示腰部、腋下压垫和胸部窗口的位置

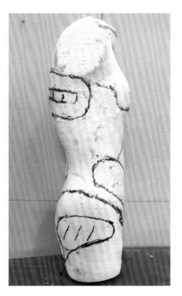

图5-5-23 石膏阳型的右侧面，
显示左胸下部、腹部压垫的位置

（2）削减石膏，根据石膏阳型表面图示对压垫区域进行石膏削减（图5-5-24～图5-5-27）。

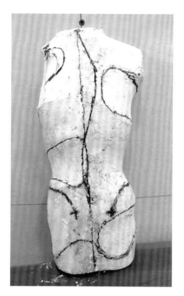

图5-5-24　背侧面肩、
胸、腰压力区石膏削减

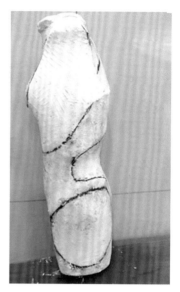

图5-5-25　左侧面腋下、
骨盆压力区石膏削减

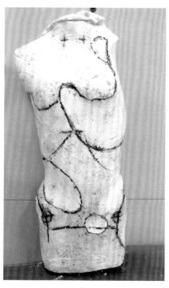

图5-5-26　正侧面胸、
腹、骨盆压力区石膏削减

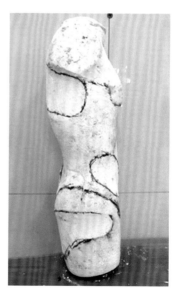

图5-5-27　右侧面胸、
腰、骨盆压力区石膏削减

（3）填补石膏（图5-5-28～图5-5-31）。

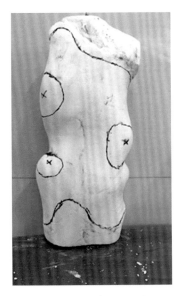

图5-5-28　背侧面胸、
腰、骨盆释放区石膏填补

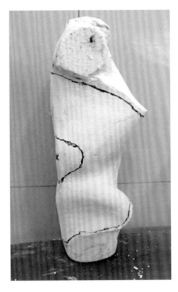

图5-5-29　左侧面肩、胸、
腰、骨盆释放区石膏填补

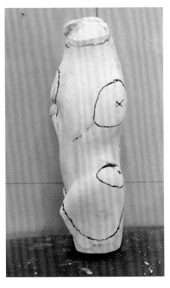

图5-5-30　右侧面胸、
腰、骨盆释放区石膏填补

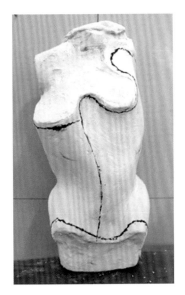

图5-5-31　正侧面肩、胸、
腰、骨盆释放区石膏填补

（4）成型。

1）将石膏模型进行精细处理，套两层纱套准备热塑成型（图5-5-32）。

2）在聚乙烯/聚丙烯塑料板材上，按测量尺寸裁剪（图5-5-33）。（注：裁剪尺寸时应注意板材的下料方向，热塑板材的链性方向尺寸应为矫形器的围长方向尺寸，便于热塑成型）。

3）将聚乙烯板材放在平板加热器里加热软化后取出（图5-5-34）。

4）将板材放在石膏阳型上进行负压吸附成型（图5-5-35）。

5）将接缝处粘接密封，密封后迅速将多余的材料剪掉（图5-5-36）。

6）待板材冷却后，画出裁剪线，用石膏震动锯沿裁剪线切割（图5-5-37）。

7）用曲线锯切除多余部分（图5-5-38）。

8）用橡胶磨头打磨矫形器边缘，最后抛光边缘（图5-5-39，图5-5-40）。

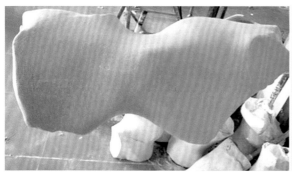

图5-5-32 纱套

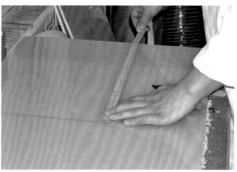

图5-5-33 测量塑料板材

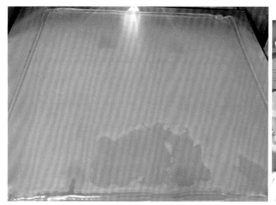

图5-5-34 加热软化

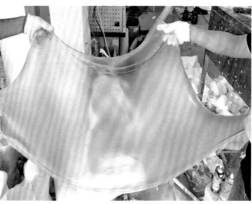

图5-5-35 真空成型

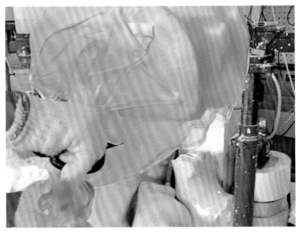
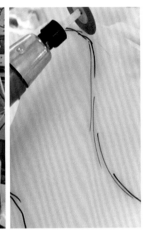

图5-5-36　剪掉多余板材　　　图5-5-37　裁剪线

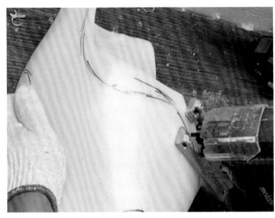
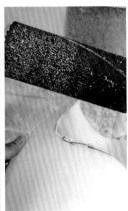
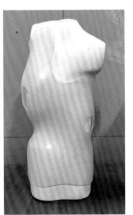

图5-5-38　曲线锯切割　　　图5-5-39　打磨　　图5-5-40　抛光

（三）注意事项

　　早期的色努矫形器是通过校正患者阴模、修整阳模定制的胸腰骶矫形器。阳模的修整包括一个复杂的削减石膏过程，以便建立一系列与患者身体的突起区域相一致的压力区，同时结合填补石膏建立与其身体凹陷区域相一致的释放空间。压力区定位、定向形成三点力系统对抗身体偏移、反转，而释放区域必须能为组织移动、身体成长和呼吸运动提供必要的空间。

　　色努博士对侧弯躯干的轮廓突起部分和凹陷区域做了非常详细的描述，以解释在阳模上进行修整时，添加压力点和放置释放点的位置。所有区域（突出和凹陷）在阳模上都有编号，编号的位置形成数字蓝图，目的是帮助矫形师更好地设计与制作矫形器。在实际操作中，即使有躯干蓝图的指导，在矫形器的发展过程中还是出现了很多色努矫形器版本，这些版本有的达不到色努矫形器的规定标准，有的甚至由于理解设计错误产生了不良的后果。每名处方医生和矫形师都应承担起支具设计和制造的责任，色努矫形器不应该被认为只是一种简单的"矫形产品"，可由一般医生开具处方并由矫形师随意制作，它是一种非常复杂的矫正装置，必须由经验丰富的医生和矫形师协同设计和制作。为了规范和安全地使用这种技术，医生和矫形师都需要相对长的学习和临床实践时间才能达到所需的标准；没有经过认证和全面学习，任何人都不应该随意尝试这种技术。

二、软性脊柱侧凸矫形器

在矫形器治疗中，硬性矫形器得到了广泛的应用，并取得了较高的满意度。然而，硬性矫形器在使用过程中也面临很多问题。相对而言，硬性矫形器的舒适度不高，有些患者不能按要求穿戴。此外，很多神经源性脊柱侧凸患者穿戴硬性脊柱侧凸矫形器后效果不理想，甚至适得其反。软性脊柱侧凸矫形器主要从患者穿戴舒适以及不影响身体活动的角度出发展开设计，这也是软性脊柱侧凸矫形器和硬性脊柱侧凸矫形器的最大区别。目前，临床上比较常见的软性脊柱侧凸矫形器如下所述。

（一）脊柱侧凸矫正带

处在婴幼儿期和儿童早期的脊柱侧凸患者，穿戴硬性矫形器的依从性比较差，即使矫形器设计得非常好，患儿不配合穿戴则无法达到理想的治疗效果。Kalabis医生建议制作如图5-5-41所示的脊柱侧凸矫正带，其由软性材料制作而成，其软性的压力垫和带子显著提高了患者穿戴的舒适度。

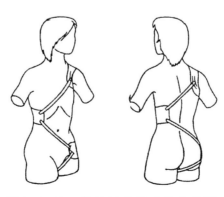

图5-5-41　脊柱侧凸矫正带示意图

脊柱侧凸矫正带设计比较简单，由肩部、胸椎（或腰椎）、骨盆部的压力垫构成典型的三点力系统，能够矫正脊柱在额状面向侧方的弯曲变形，对于姿势性侧凸能够达到较好的矫正效果。但该矫形器水平面的旋转控制力较差，对剃刀背等旋转畸形无能为力。此外，矫正带也没有针对矢状面的控制部件，不能改变脊柱的生理曲度。基于上述原因，脊柱侧凸矫正带仅用于婴幼儿及脊柱柔韧性较好的儿童，其矫正"C"型脊柱侧凸的效果优于矫正"S"型脊柱侧凸的效果。

（二）SpineCor软性矫形器

加拿大学者Coillard等在2000年提出了SpineCor软性矫形器的概念。SpineCor矫形器（图5-5-42）包含1个控制骨盆的短裤，1件控制双肩的棉质短上衣，4条有弹力的矫正带。

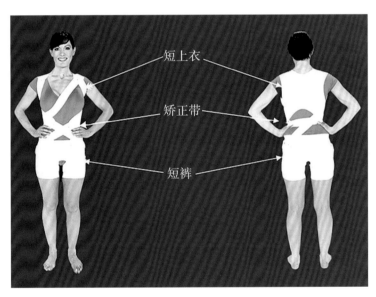

图5-5-42　SpineCor软性矫形器

相对脊柱侧凸矫正带而言，SpineCor软性矫形器不仅能够矫正侧方弯曲畸形，而且通过调节矫正带还能够控制躯干在水平面的旋转。例如，对于一个胸椎向右凸的"C"型侧凸患者，通过调整矫正带可以实现肩部水平面顺时针旋转、胸椎水平面逆时针旋转以及骨盆水平面顺时针旋转。对于双肩不等高的患者，SpineCor软性矫形器通过棉质短上衣及连接的矫正带可实现肩部的平衡。

加拿大、美国、波兰、意大利等很多国家都有应用SpineCor软性矫形器的相关报道。这些报道证明了软性矫形器的使用对于脊柱侧凸的治疗有积极意义。但也有研究指出，SpineCor软性矫形器对于矫正脊柱矢状面变形的效果不令人满意，如Coillard等提出，该矫形器对于矫正腰椎前凸是没有作用的。此外，该矫形器需要穿戴和调试到正确的位置才能发挥良好的治疗效果，对穿戴者的要求较高。基于以上原因，SpineCor软性矫形器在中国很少有人使用，但其设计理念推动了软性矫形器的发展。意大利学者Zaina等的研究表明，SpineCor软性矫形器的疗效介于硬性矫形器和普通锻炼之间。对于不愿意佩戴硬性矫形器治疗的患者，SpineCor软性矫形器是一种不错的选择。

（三）动美奥矫正衣

动美奥（DMO）矫正衣创始于1960年，物理治疗师Pat Beaman发现用弹性绷带对痉挛的肢体进行包裹后能够有效改善症状。今天的DMO矫正衣由布料织物构成，主要包含两方面的功能：一是通过一定压力的刺激，改善患者的本体感受；二是通过特殊的加强部件对肢体的变形部位施力，纠正不良姿势。DMO矫正衣不同于SpineCor软性矫形器的矫正带调节矫正，而是把施加的力和衣服融为一体，采用一体化的结构（图5-5-43）。

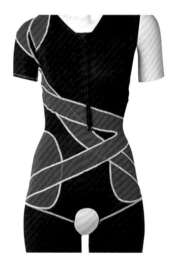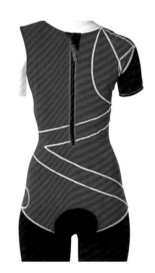

图5-5-43　DMO矫正衣

DMO矫正衣的一体化结构配合拉链设计，使穿戴变得非常容易，患者通过简单指导后就可自行完成穿戴（图5-5-44），且穿戴位置容易掌握，避免了因穿戴不到位对矫正效果的影响。

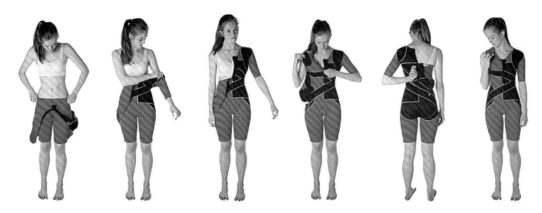

图5-5-44　DMO矫正衣穿戴过程

　　为了达到矫正力点精准且穿戴方便的目的，DMO矫正衣需量身定制。其加强部件的位置和形状需根据患者X线片和体表情况进行个性化设计。正是这种精准的个性化设计使DMO矫正衣能同时矫正脊柱在冠状面、矢状面和水平面的变形，但这也决定了它不能像其他软性矫形器那样实现规模化量产。

　　DMO矫正衣适用于姿势性脊柱侧凸、神经源性脊柱侧凸和部分特发性脊柱侧凸的治疗。对于姿势性脊柱侧凸，DMO矫正衣能有效改善患者的姿势，在其身体偏离正常位置时，帮助身体回正；对于脑瘫等神经源性脊柱侧凸，DMO矫正衣能够改善患者的本体感觉，大大提高患者的依丛性；对于特发性脊柱侧凸患者，虽然DMO矫正衣的力量没有硬质矫形器大，但因其具有较高的舒适度而受到患者的欢迎，特别是对于脊柱轻度及"C"型侧凸患者，DMO矫正衣具有较好的矫正作用。

三、波士顿矫形器的设计和制作

（一）设计原理

　　波士顿矫形器是波士顿哈巴德大学儿童医院的霍尔（Hall）等人在综合以前各类脊柱侧凸矫形器的设计原理和力学矫正方法的基础上开发出的一种半成品矫形器（图5-5-45），有多种型号可供选择，选择型号时需要测量患者的腰围、臀围和剑突。测量时，应嘱患者腰部和臀部尽量绷紧，然后根据侧凸部位，根据生物力学矫正原理，在所需区域粘贴压力矫正垫。

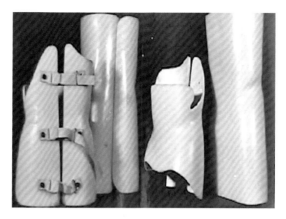

图5-5-45　不同型号的波士顿矫形器

　　波士顿矫形器适用于胸、腰段较低位置的特发性脊柱侧凸且Cobb角小于45°的情况，顶椎多在T_{10}以下。采用后开口，通过三点力原理，对冠状面的侧凸及水平面的旋转进行矫正与固定。波士顿矫形器属于对称设计，但留有空间允许旋转复位，其通过放置压力垫将躯干限制在特定的区域，限制椎体在矢状面的位置结构，使腰椎处于15°的前凸状态，胸椎处于20°的后凸状态，胸椎压力垫通过将压力作用于肋骨从而矫正脊柱侧凸的弯曲，腹托可增加腹内压，通过提高腹内压减少腰椎前凸和产生纵向对脊柱的牵引力（图5-5-46）。

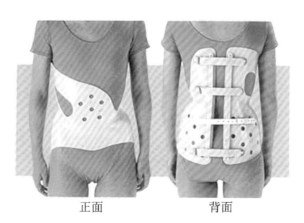

正面　　　　　　　　背面

图5-5-46　波士顿矫形器正、背面观

　　腋下式胸腰椎波士顿矫形器将波士顿矫形器扩展到腋下部位和转子部位，增加的腋下扩展部位提供了一个反作用力以对抗置于胸扩展处的胸椎压力垫产生的力，转子扩展的部分延长了矫形器底部的一侧杠杆壁，由此产生了五个侧向的作用力（图5-5-47、图5-5-48）。

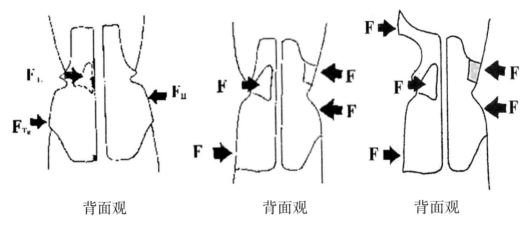

背面观　　　　　　　　背面观　　　　　　　　背面观

图5-5-47　波士顿矫形器矫正原理示意图（腰骶部）　　　图5-5-48　波士顿矫形器矫正原理示意图（胸腰骶部）

（二）波士顿矫形器的制作

波士顿矫形器的制作步骤如下：

（1）在X线片上画出平分骶骨并且平行于X线片垂直边线的中心线，测量C_7横向偏离颈腰椎中线的距离，在横向偏移的同一侧需要增加转子扩展、转子垫以及腋下扩展。

（2）画一条横跨髂嵴顶部的线，评估骨盆是否存在倾斜。如果骨盆相对于水平线存在倾斜并且倾斜度在5°或以上，可以考虑使用转子扩展或转子垫。同时还需要注意L_4的倾斜度，L_4倾斜度过大将导致较严重的腰椎弯曲。

（3）确定每个椎体底部的倾斜角度，通过测量倾斜度以确定脊柱弯曲的起点和终点（又称"过渡脊椎"）。

（4）找出每个脊柱弯曲的顶点并标记在X线片上。

（5）画一条穿过L_5椎体顶面的线来测量L_5的倾斜度，L_5的倾斜度将决定是否需要增加转子扩展，而转子扩展将增加腰椎压力垫产生的用于矫正腰椎弯曲的作用力。

（6）于L_5椎体两侧画两条垂直线作为矫形器后侧开口的标记，L_5椎体的宽度将决定矫形器后侧开口的宽度，同时也决定了压力垫在中心线附近放置的位置。

（7）画出转子扩展部分和转子垫，并且将矫形器顶部扩展至腋下区域。

（8）画出腰椎压力垫，腰椎压力垫应该位于腰椎弯曲的凸起面，腰椎压力垫应该从L$_5$椎体的底端延续到高于过渡椎体的下缘1cm的位置。

（9）如果设计中需要添加胸扩展部分，则画出胸椎压力垫，胸扩展的设计应基于胸椎弯曲的顶点和肋骨的形状。

（10）画出腋下扩展，用于产生一个相对于胸椎压力垫和腰椎压力垫的反作用力，同时将头部维持在正中线上，在同一侧的转子垫也加大了由腋下扩展产生的矫正力，使用腋下扩展是因为转子垫使矫形器与髋骨之间留有空间。

（11）画出反旋转垫。一个左边的腰椎弯曲将会被旋转向凹面，腰椎压力垫有助于从后侧反旋转，但是置于前侧相反面的反旋转垫有助于形成一对力，更好地减少弯曲的旋转度，一个右侧的腰椎弯曲将会被旋转向相反的方向，因为反旋转垫将会被放置在腰椎压力垫的对面，还可以画上髂前上棘反旋转垫。

（12）剪切模块，并且为胸椎弯曲和腋下扩展留下迁移空间。

（13）标准的波士顿矫形器裁剪线：

前下：耻骨联合部位以上，屈髋90°坐在椅子时，无压痛。

外下：大转子上1cm。

后下：坐位，离椅面2cm。

后上：T$_8$水平，控制前腰凸和胸后凸。

前上：胸骨体。

（三）波士顿矫形器穿戴注意事项

波士顿矫形器穿戴注意事项如下：

（1）检查骨盆是否有压痛。

（2）坐下时，矫形器下缘是否妨碍坐姿，上缘是否妨碍躯干活动。

（3）患者身体是否能保持生理力线，是否有身体倾斜。

（4）各个矫正压力垫的高度和位置是否合适。

四、其他脊柱侧凸矫形器的设计与制作

（一）密尔沃基矫形器

1. 设计原理

密尔沃基矫形器是第一个确认有效的脊柱侧凸矫形器，它由骨盆围托、颈环（枕骨托与下颌托）、胸椎压力垫、腰椎压力垫及支条组成。侧凸施压矫正区可根据侧凸位置及生物力学要求来调整，金属支条的高度也可根据患者的生长情况进行调整。矫形器通过骨盆托和下颌托间的垂直牵引力及冠状面的三点

力系统对脊柱侧凸患者进行矫正。适用于轻-中度颈椎在T_8以上水平且脊柱柔韧性较好的脊柱侧凸（图5-5-49）的治疗。

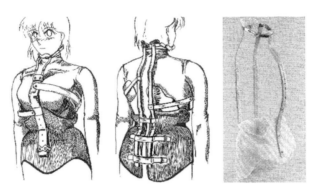

图5-5-49　密尔沃基矫形器示意图

（1）骨盆围托：由皮革、金属和PE板组成，是矫形器的支撑基础结构，它可提高腹内压，减小腰椎前凸。它前下方位于耻骨联合上1cm，外下侧包住大转子，后下侧接近尾骨，前上方位于剑突下2cm，后上方位于髂嵴上2cm（图5-5-50）。

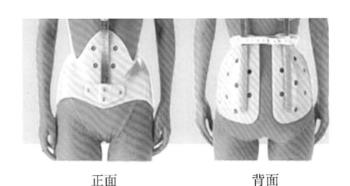

正面　　　　　　　　　　背面

图5-5-50　密尔沃基矫形器骨盆围托正、背面观

（2）支条：前方1根，后方2根，安装时前方支条应与髂前上棘的连线垂直，后方支条应相互平行，上方与颈环相连。

（3）颈环：枕骨托左右对称，从斜下方支撑枕骨，下颌托与下颌有一指间隙，颈环前倾20°左右。

（4）胸椎压力垫：为"L"形硬性材料，与没有弹性的带子固定在前后支条，"L"形胸椎垫下部直角部分从侧方压住肋骨，压垫高度为与顶椎相连的肋骨的高度，"L"形的纵长部分压住肋骨隆起。

（5）腰椎压力垫：作用于躯干侧方，位于肋骨下缘稍偏下的位置（图5-5-51）。

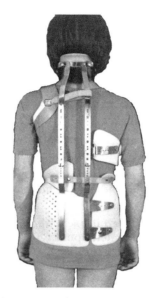

图5-5-51 密尔沃基矫形器胸椎压力垫、腰椎压力垫位置示意图

2.密尔沃基矫形器的制作

（1）准备。胸腰椎矫形器专用取型架、标记笔、石膏绷带、石膏剪、塑料管、水盆、水平尺（图5-5-52）。

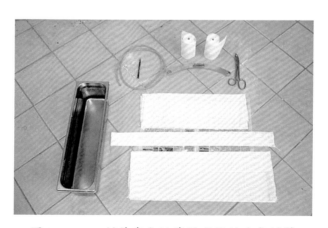

图5-5-52 制作密尔沃基矫形器的准备材料

（2）取型。

1）做标记：用标记笔在髂前上棘、耻骨联合、大转子、髂嵴、髂后上棘做标记（图5-5-53～图5-5-55）。

2）缠石膏（图5-5-56）。从大转子下方开始缠石膏绷带，在第一圈绕四层石膏绷带，之后每缠绕一圈石膏绷带上移绷带宽度的1/3，当石膏绷带缠绕至肚脐下方时，用事先准备好的髂嵴塑型石膏绷带条对髂嵴进行按压，塑出髂嵴轮廓，塑出髂嵴轮廓后，继续缠绕石膏绷带至肩峰。

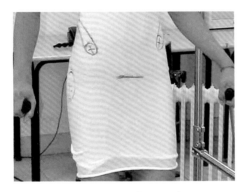

图5-5-53　取型标记前面观

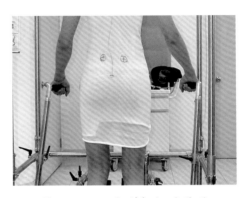

图5-5-54　取型标记后面观

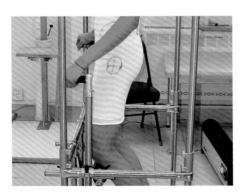

图5-5-55　取型标记侧面观

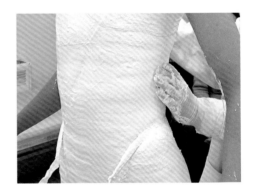

图5-5-56　缠石膏

3）待石膏绷带固化后，用石膏标记笔画出接缝线，用石膏剪剪开石膏阴型。

4）灌阴型，制得阳型。用石膏绷带把石膏阴型的底部及接缝线密封，在石膏阴型中放入一根钢管并倒入石膏浆制得石膏阳型。

（3）修型。挫削修整、打磨光滑石膏阳型，应重点挫削腹部的石膏，将腹压垫修出（图5-5-57）。

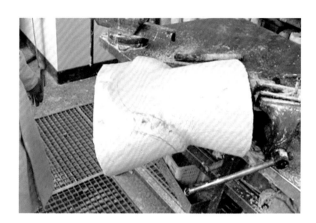

图5-5-57　石膏阳型

（4）利用负压真空吸附成型。根据石膏阳型大小，裁剪合适的聚乙烯板材，将板材放入红外线烤箱，待板材软化透明后，放至石膏阳型上，利用负压真空吸附成型。待板材冷却后，用标记笔画出切割线，用震动锯切割取下并将边缘打磨光滑。（图5-5-58、图5-5-59）

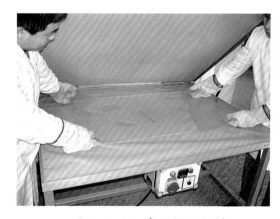

图5-5-58　高温软化板材

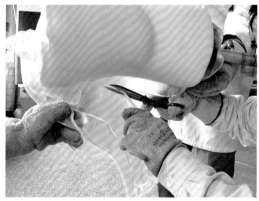

图5-5-59　负压真空成型

（5）组装。首先用扳手将前后侧金属支条按照骨盆托的弧度进行弯曲，使其贴服于骨盆托表面，然后用螺丝固定，最后将颈环、胸椎压力垫、腰椎压力垫、搭扣带、固定带进行组装。（图5-5-60～图5-5-62）

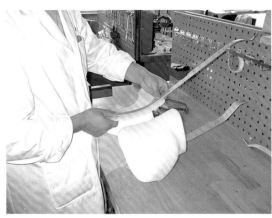
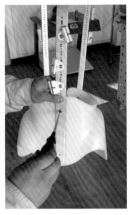
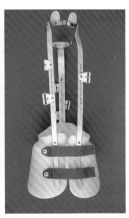

图5-5-60　弯支条　　　图5-5-61　组装支条　　　图5-5-62
组装后整体观

3.密尔沃基矫形器穿戴注意事项

（1）骨盆围托（图5-5-63～图5-5-66）。

穿戴时应注意：

1）是否左右对称，将髂嵴完全包住？

2）后面的开口是否够大（系紧后开口的宽度为6cm）？

3）患者坐下时背侧下方的间距是否合适（距椅子面2～3cm）？

4）耻骨上缘和两侧髂前上棘处是否无压痛（坐下时）？

5）在加压垫的地方，是否无压痛的部位？

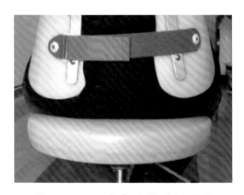
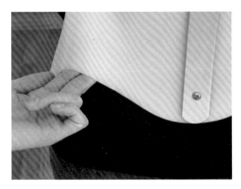

图5-5-63　患者坐位时矫形器　　　图5-5-64　髂前上棘是否有压痛
背侧下缘高度是否合适

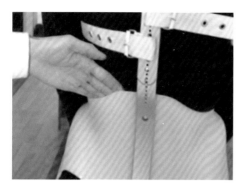 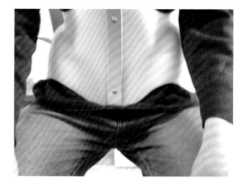

图5-5-65 耻骨上缘是否有压痛　　图5-5-66 患者坐位时矫形器
正侧下缘高度是否合适

（2）支条（图5-5-67、图5-5-68）。

穿戴时应注意：

1）前面支条的下方是否贴紧下腹部？

2）呼吸时胸扩是否不受压抑？

3）矫形器的整体形状是否与身体曲线吻合？

4）后面两根支条是否垂直且相互平行？其间隔是否适当？

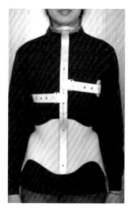 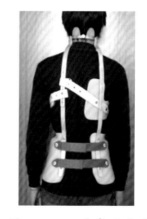

图5-5-67 支条前面观　　图5-5-68 支条后面观

（3）颈环（图5-5-69、图5-5-70）。

穿戴时应注意：

1）枕骨托的角度是否合适？是否托住枕骨？

2）左右两侧是否有插入一指的余地？

3）前后径是否合适？

4）喉托是否压迫喉结？

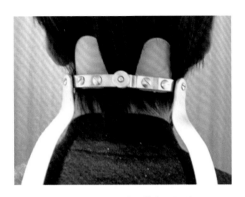

图5-5-69　枕骨托位置

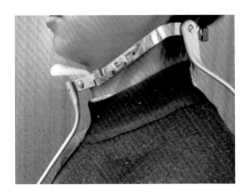

图5-5-70　喉托位置

（4）胸椎压力垫（图5-5-71）。

穿戴时应注意：

1）高度是否合适（是否压在与顶椎相连的肋骨上）？

2）位置是否合适？其内侧是否压在后背支条的下面？

3）大小、形状是否合适？

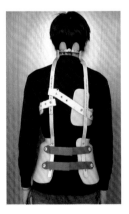

图5-5-71　胸椎压力垫位置

（5）腰椎压力垫。

穿戴时应注意：

1）高度是否合适（是否没压在肋骨上）？

2）位置是否合适（是否没放在背后侧）？

3）形状、大小是否合适？

（二）大阪医大式矫形器（日本）

与波士顿矫形器类似，大阪医大式矫形器在主要弯曲凸侧的对面安装腋下垫，利用搭扣带的牵引使胸腰椎弯曲得到矫正，使脊柱受力平衡得到改善，适用于顶椎在T_8以下的脊柱侧凸（图5-5-72）。

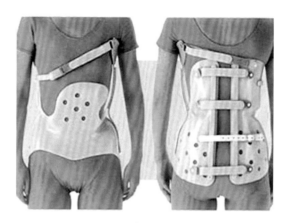

图5-5-72　大阪医大式矫形器（正面、背面）

（三）查尔斯顿夜用矫形器

查尔斯顿夜用矫形器适用于"C"型脊柱侧凸。它由前后两片热塑板材加工制成，前后两片板材重叠8cm，前侧用三根带子固定（图5-5-73）。

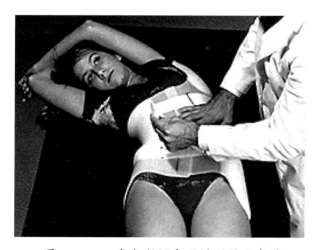

图5-5-73　查尔斯顿夜用矫形器示意图

五、计算机辅助设计和计算机辅助制造在脊柱侧凸矫形器上的应用

计算机辅助设计（computer aided design, CAD）和计算机辅助制造（computer aided manufacturing, CAM），常合称CAD/CAM。CAD/CAM技术从20世纪60年代开始兴起，发展迅速。到20世纪80年代初，在很多发达国家已经形成了较大的产业规模，并且逐渐向更多领域渗透，假肢矫形器行业也在其中。20世纪90年代末期，假肢矫形器行业的CAD/CAM技术被引入我国，但由于软件技术并不成熟，很多矫形器技师反而觉得传统的石膏技术更加得心应手。直到21世纪10年代后，随着软件的不断升级，很多优化的软件模块功能逐渐强大，能够实现很多传统工艺无法完成的功能，矫形器技师才开始逐渐尝试应用该技术。

CAD/CAM技术的应用推动了脊柱侧凸矫形器的变革。目前为止，CAD/CAM的普及已经势不可挡，成为未来矫形器发展的必然趋势。

（一）CAD/CAM的概念

计算机辅助设计（CAD）是指应用计算机系统，协助工程技术人员对产品或工程进行设计的方法与技术，包括设计、绘图、工程分析、文档制作等设计活动，是一种新的设计方法，也是综合多学科的一门新技术。CAD技术不仅促进了计算机本身性能的提高和更新换代，更影响到了和计算机应用相关的各个技术领域，冲击了传统的工作模式。CAD技术的成熟和应用不但节省了大量的人力物力，而且在提高产品的质量、可靠性及标准化方面都有了新的飞跃。

计算机辅助加工（CAM）指借助计算机进行自动加工作业。CAM有广义和狭义之分。从广义角度，CAM指利用计算机辅助完成从毛坯到产品制造过程中的各种操作或处理；从狭义角度，CAM指数控程序的编制，包括刀路的规划、刀位文件的生成、刀具轨迹仿真和NC代码生成等。

CAD设计的文件并不能直接被CAM模块识别，要想在他们之间无缝传接数据就需要用到CAD/CAM集成技术。CAD/CAM系统集成可通过接口技术或整体开发两种模式实现。

（二）CAD/CAM在假肢矫形器行业中的发展状况

加拿大不列颠哥伦比亚大学医学工程研究所所长Jim Foort第一个开发了CAD/CAM假肢设计系统。早在20世纪60年代初期，Jim Foort就开始研究假肢接受腔辅助设计（CASD）。

1986年以后，假肢矫形器CAD/CAM技术逐步成熟，从实验室迈向临床实用阶段。很多工业发达的国家开发了不同的软、硬件系统，包括加拿大的CANFit

系统、瑞典的Capod系统、德国IPOS公司系统、美国西雅图系统、法国RodinNeo和OrtenShape系统。CAD/CAM系统逐渐从加工单一的假肢接受腔模型发展到泡沫外套加工、坐垫加工、鞋垫及鞋楦加工、各类矫形器模型加工。在经过了不断的试错和修正后，CAD/CAM技术已经被熟练地应用到临床矫形器的加工中，而且还在不断完善。

（三）CAD/CAM在脊柱侧凸矫形器制作中的应用

CAD/CAM技术在脊柱侧凸矫形器上的应用也经过了一段曲折的发展过程。对于脊柱侧凸矫形师而言，用传统的工艺制作的石膏模型非常重，搬来搬去很不方便，他们很愿意尝试计算机辅助设计修型。但早期的软件系统并不成熟，主要表现在：一方面设计结果不理想，有些需要修出的形状用石膏工艺很方便实现，但在CAD软件上并不容易；另一方面，设计时间比较长，CAD工艺反而比石膏工艺多耗费几倍的时间。随着软件工程师不断收集矫形师的反馈信息，CAD软件得到不断改进。目前，CAD软件发展已经非常成熟，全面反超了传统石膏技术，很多传统方法不能完成的工艺在CAD软件中都能轻松实现，让矫形师耗费的时间大大缩减。以下介绍整个脊柱侧凸矫形器CAD/CAM制作流程及要求。

1.3D扫描

（1）扫描体位（图5-5-74）：肩关节保持外展90°，肘部屈曲上举（为保持稳定性，双手可以抓握两个竖立的杆子），保持冠状面身体竖直，矢状面生理弧度正常，手臂与身体处于同一平面。

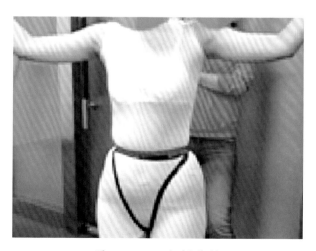

图5-5-74　扫描体位

（2）着装要求：患者穿着特制的贴身内衣，既保护隐私，又不影响扫描的精确度。

（3）扫描前准备：用电工胶带（或其他材料）勒出髂嵴走向，作为修型的参考位置，修出髂嵴的形状可以用于矫形器的悬吊。在髂前上棘、髂后上棘、大转子、锁骨等骨性部位做好标记，这些标记将是修型的参考点。

（4）扫描：扫描时患者处于静止不动的状态，注意扫出完整的躯干。

2. 计算机辅助设计（以RodinNeo软件为例）

（1）数据导入：将扫描数据导入RodinNeo软件，对模型进行处理，裁剪掉多余的部分，得到修型设计的基础数据模型，数据模型裁剪见图5-5-75。

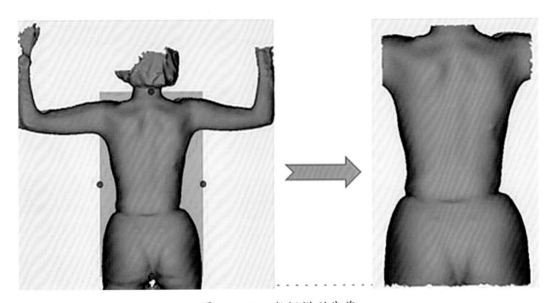

图5-5-75　数据模型裁剪

（2）空间定位：脊柱侧凸的修型设计以中心轴为参考点，如我们在模型表面加2cm深度的压力，其中2cm的数值是从表面向中心轴移动的距离。一般而言，需要将CAD软件中心轴设置在人体中轴线上，否则会产生修型偏差。通过模型的俯视图、前视图、右视图可以观察中心轴的设置是否合理（图5-5-76）。

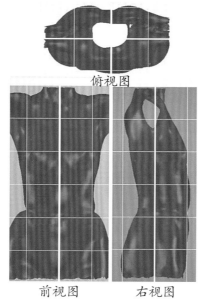

俯视图

前视图　　　右视图

图5-5-76　中心轴设置

（3）插入X线片（图5-5-77）：脊柱侧凸矫形器根据每位患者的情况进行设计，而设计中最关键的参考因素是患者的X线片。在传统的石膏修型工艺中，矫形师需要一边看着X线片，一边进行模型修整，骨骼的位置靠制作师的经验估计。在CAD设计时，可以将患者的X线片和模型重合，以有效减少误差。只要将数据模型和X线片的骨性标记点一一对应，就能把它们很准确地重合到一起。因为侧凸的矫正需要同时考虑冠状面和矢状面，所以在利用CAD软件进行设计时需要将患者脊柱的正侧位片都插入数据模型中。

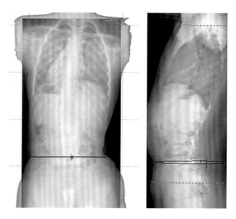

图5-5-77　插入X线片

（4）对线调整（图5-5-78）：在使用CAD软件进行脊柱矫形器设计时，可以对冠状面进行"平衡"处理，使变形的躯干回归中立位；对矢状面进行"弯曲"处理，使躯干的生理曲线回归正常。在脊柱矫形器设计过程中，对线非常重要，只有力线正了，才有可能设计出合格的矫形器。

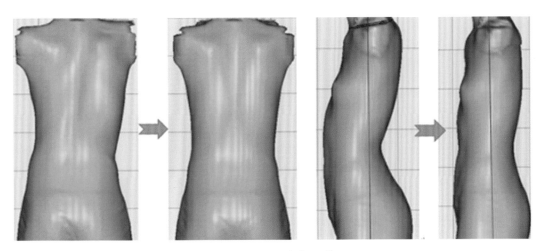

图5-5-78　对线调整

（5）压力区设计：脊柱矫形器对躯干施加压力的大小需根据患者脊柱的柔韧性而定，施力的位置根据X线片确定。CAD软件有很多工具可以实现压力垫的设计，如"半径""平移""弯曲""区域"等，其中最常用的为"区域"工具。即先用标记点标记出压力垫的范围，并确定最深的几个位置点，然后输入压力大小，就设置好了一个压力垫。可以通过立体图、俯视图的截面图和背视图判断压力点的设置是否合理。需要注意的是，矫正侧方弯曲的同时也需要考虑脊柱的旋转，所以压力垫并不在脊柱的侧方，而是侧方偏后的位置。如图5-5-79所显示的，当施加压力后，右后方的位置由红线1向粉线2移动，压力将分解为向侧方矫正侧弯的力和向前方矫正旋转的力。

压力垫的边缘和最深处位置点之间按一定的曲线过渡，而过渡的曲线形状需要根据压力的位置和脊柱弯曲的情况而定，可以自由调节过渡曲线以适应具体情况。最深处的位置点可以增加和减少，也可以点击位置点后调节"峰值"，分别调节各个点的深度。（图5-5-80）

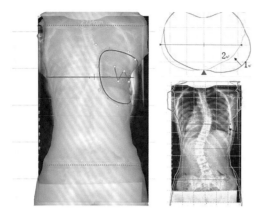
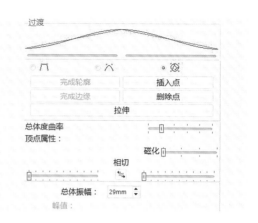

图5-5-79　压力区设计　　　　　图5-5-80　压力区的压力调整

（6）释放区设计：释放区和压力区在CAD软件上的设计原理相同，都可以用"区域"工具实现，区别在于输入压力数值时（参考图5-5-80的"总体振幅"），压力区为负值，释放区为正值。需要注意的是，释放区原则上要大于压力区，不能影响患者的深呼吸及生长发育。一个右后方的压力区对应两个释放区，分别是前右侧和左后侧。当设置好压力区和释放区后，可以从俯视图的截面图（图5-5-81）上看到模型相对脊柱原型的反向旋转，只有这样才能实现旋转的矫正。

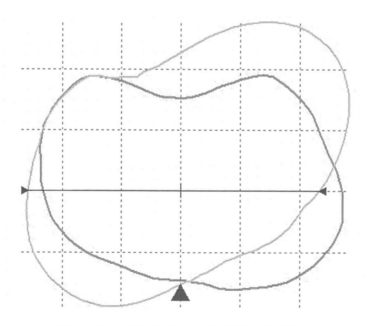

图5-5-81　释放区设计（俯视图的截面图）

（7）整体光滑（图5-5-82）：压力区和释放区设置完毕后，点击菜单栏的"完成光滑"，即可得到光滑平整的最终模型，将最终模型导入CAM模块，即可完成后续的模型自动加工。

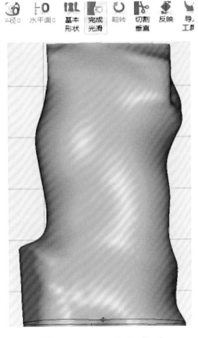

图5-5-82　整体光滑

（8）其他工具：RodinNeo系统提供了很多工具，矫形师可根据实际情况及临床经验选用。该系统还模拟了传统石膏修型的工具，如"锉刀""石膏调刀""锯""砂网"，可以让制作师延续石膏修型的体验。此外，软件还可以勾勒出矫形器的边缘线，方便后续加工，也能够将勾勒出的矫形器形状生成STL文件，和3D打印设备对接。

3.计算机辅助制造

RodinNeo的计算机辅助加工系统将聚氨酯硬泡粗坯加工成CAD生成的模型，以便后续加工使用。

（1）CAM模块调整（图5-5-83）：在经过CAD软件修好的模型界面点击"RodinNeo"菜单中内置的"CAM"模块，根据模型的大小选择合适的毛坯（数据库的毛坯与真实毛坯大小一一对应），并调整模型在毛坯中的位置，确定模型小于毛坯。

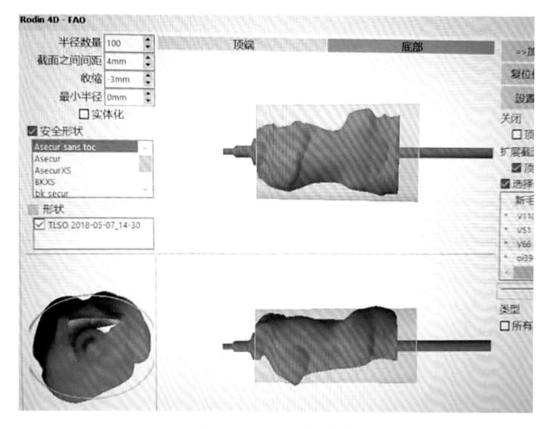

图5-5-83　CAM模块调整

（2）模型加工（图5-5-84）：将CAM模块中选定型号的毛坯装入加工设备，进行自动化铣削。

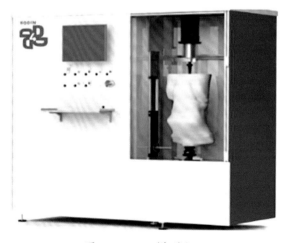

图5-5-84　模型加工

4.后续加工

模型加工完毕后，后续的成品加工过程和传统工艺相同，都是在模型外加工矫形器。

（四）CAD/CAM用于脊柱侧凸保守治疗案例

患者，男，11岁，T_{12}向右侧弯曲25°伴旋转，骨盆明显倾斜和旋转，双足外翻。通过CAD/CAM技术设计脊柱侧凸矫形器，矫形器整体比较小巧，穿戴舒适度高，患者穿戴矫形器后拍摄X线片，X线片提示脊柱弯曲和旋转得到纠正，同时骨盆的倾斜和旋转也明显改善。矫形器设计外观和患者穿戴矫形器前后的X线片如图5-5-85所示。

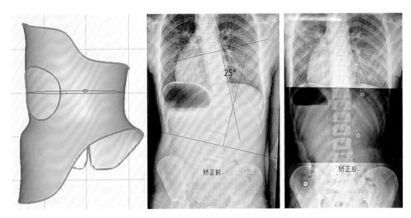

图5-5-85 矫形器外观及患者穿戴矫形器前后X线片

（梅 钊 赵维维 梁良懿）

【参考文献】

[1] Akbarnia BA, Pawelek JB, Cheung KM, et al. Traditional growing rods versus magnetically controlled growing rods for the surgical treatment of early-onset scoliosis: a case-matched 2-year study[J]. Spine Deformity, 2014, 2(6):493-497.

[2] Akbarnia BA, Cheung K, Noordeen H, et al. Next generation of growth-sparing techniques: preliminary clinical results of a magnetically controlled growing rod in 14 patients with early-onset scoliosis[J]. Spine (Phila Pa 1976), 2013,38(8):665-670.

[3] Asher M, Min LS, Burton D, et al. Discrimination validity of the scoliosis

research society–22 patient questionnaire: relationship to idiopathic scoliosis curve pattern and curve size[J]. Spine, 2003, 28(1):74–78.

[4] Asher M, Min LS, Burton D, et al. Scoliosis research society–22 patient questionnaire: responsiveness to change associated with surgical treatment[J]. Spine, 2003, 28(1):70.

[5] Asher M, Min LS, Burton D, et al. The reliability and concurrent validity of the scoliosis research society–22 patient questionnaire for idiopathic scoliosis[J]. Spine, 2003, 28(1):63–69.

[6] Berdishevsky H, Lebel VA, Bettany–Saltikov J, et al. Physiotherapy scoliosis–specific exercises－a comprehensive review of seven major schools[J].Scoliosis and Spinal Disorders,2016,11:20.

[7] Bridwell KH. Decision making regarding Smith–Petersen vs. pedicle subtraction osteotomy vs. vertebral column resection for spinal deformity[J]. Spine, 2006, 31(S 19):171–178.

[8] Dayer R, Haumont T, Belaieff W, et al. Idiopathic scoliosis: etiological concepts and hypotheses[J]. J Child Orthop, 2013, 7(1):11–16.

[9] Fan HW, Huang ZF, Wang QF, et al. Prevalence of idiopathic scoliosis in chinese schoolchildren: a large, population–based study[J]. Spine, 2016, 41(3):259–264.

[10] Geck MJ, Macagno A, Ponte A, et al. The Ponte procedure: posterior only treatment of Scheuermann's kyphosis using segmental posterior shortening and pedicle screw instrumentation[J]. Journal of Spinal Disorders & Techniques, 2007, 20(8):586–593.

[11] Hresko MT. Idiopathic scoliosis in adolescents[J]. New England Journal of Medicine, 2013, 368(9):834–841.

[12] King HA, Moe JH, Bradford DS, et al. The selection of fusion levels in thoracic idiopathic scoliosis.[J]. Journal of Bone & Joint Surgery American Volume, 1983, 65(9):1302–1313.

[13] Konieczny MR, Senyurt H, Krauspe R. Epidemiology of adolescent idiopathic scoliosis[J]. J Child Orthop, 2013, 7(1):3–9.

[14] Lenke LG, Betz RR, Harms J, et al. Adolescent idiopathic scoliosis: a new classification to determine extent of spinal arthrodesis.[J]. Journal of Bone and Joint

Surgery American, 2001, 83 (8) : 1169–1181.

[15] Lenke LG, O'Leary PT, Bridwell KH, et al. Posterior vertebral column resection for severe pediatric deformity: minimum two–year follow–up of thirty–five consecutive patients[J]. Spine (Phila Pa 1976), 2009,34:2213–2221.

[16] Lenke LG, Sides BA, Koester LA, et al. Vertebral column resection for the treatment of severe spinal deformity[J]. Clin Orthop Relat Res, 2010,468:687–699.

[17] Li J, Wang SH, Wang F,et al. An innovative fulcrum–bending radiographical technique to assess curve flexibility in patients with adolescent idiopathic scoliosis[J]. Spine (Phila Pa 1976), 2013, 38(24):E1527–E1532.

[18] Monticone M, Ambrosini E, Cazzaniga D, et al. Active selfcorrection and task–oriented exercises reduce spinal deformity and improve quality of life in subjects with mild adolescent idiopathic scoliosis. Results of a randomised controlled trial[J]. Eur Spine J, 2014, 23(6):1204–1214.

[19] Negrini S, Aulisa AG, Aulisa L, et al. 2011 SOSORT guidelines: orthopaedic and rehabilitation treatment of idiopathic scoliosis during growth[J]. Scoliosis, 2012, 7(3):1.

[20] Negrini S, Donzelli S, Aulisa AG, et al. 2016 SOSORT guidelines: orthopaedic and rehabilitation treatment of idiopathic scoliosis during growth[J]. Scoliosis Spinal Disord, 2018, 13:3.

[21] Negrini S, Minozzi S, Romano M. Braces for idiopathic scoliosis in adolescents[J]. Spine, 2010, 35(13):1285–1293.

[22] Maruyama T, Grivas TB, Kaspiris A. Effectiveness and outcomes of brace treatment: a systematic review[J].Physiother Theory Pract ,2011,27(1):26–42.

[23] Omidi–Kashani F, Hasankhani EG, Moradi A, et al. Modified fulcrum bending radiography: A new combined technique that may reflect scoliotic curve flexibility better than other conventional methods[J]. J Orthop, 2013, 10(4):172–176.

[24] Qiu GX, Zhang JG, Wang YP. The PUMC operative classification system for idiopathic scoliosis[J]. Chinese Journal of Orthopaedics, 2003, 23(1):1–9.

[25] Romano M, Negrini A, Parzini S, et al.SEAS (Scientific Exercises Approach to Scoliosis): a modern and effective evidence based approach to physiotherapic specific scoliosis exercises[J].Scoliosis, 2015,10:3.

[26] Ruf M, Jensen R, Letko L, et al. Hemivertebra resection and osteotomies in congenital spine deformity[J]. Spine, 2009, 34(17):1791–1799.

[27] Saraiva BMA, Araujo GS, Sperandio EF, et al. Impact of scoliosis severity on functional capacity in patients with adolescent idiopathic scoliosis[J]. Pediatr Exerc Sci, 2018, 30(2):243–250.

[28] Suk SI, Chung ER, Kim JH, et al. Posterior vertebral column resection for severe rigid scoliosis[J]. Spine (Phila Pa 1976), 2005,30:1682–1687.

[29] Suk SI, Kim JH, Kim WJ, et al. Posterior vertebral column resection for severe spinal deformities[J]. Spine (Phila Pa 1976), 2002,27:2374–2382.

[30] Thompson GH, Akbarnia BA, Campbell RM Jr. Growing rod techniques in early–onset scoliosis[J]. J Pediatr Orthop, 2007, 27(3):354–361.

[31] Vrtovec T, Pernuš F, Likar B. A review of methods for quantitative evaluation of axial vertebral rotation[J]. European Spine Journal, 2009, 18(8):1079–1090.

[32] Weinstein SL, Dolan LA, Cheng JC, et al. Adolescent idiopathic scoliosis[J]. The Lancet, 2008, 371(9623):1527–1537.

[33] Yang JS, Mcelroy MJ, Akbarnia BA, et al. Growing rods for spinal deformity: characterizing consensus and variation in current use[J]. Journal of Pediatric Orthopedics, 2010, 30(3):264.

[34] Yang JS, Sponseller PD, Thompson GH, et al. Growing rod fractures: risk factors and opportunities for prevention[J]. Spine, 2011, 36(20):1639.

[35] Zaina F, Negrini S, Atanasio S, et al. Specific exercises performed in the period of brace weaning can avoid loss of correction in adolescent idiopathic scoliosis (AIS) patients: Winner of SOSORT's 2008 Award for Best Clinical Paper[J]. Scoliosis,2009,4:8.

[36] Zhang H, Guo C,Tang M, et al. Prevalence of scoliosis among primary and middle school students in Mainland China: a systematic review and meta–analysis[J]. Spine (Phila Pa 1976), 2015, 40(1):41–49.

[37] Zheng Y, Dang YN, Wu XJ, et al. Epidemiological study of adolescent idiopathic scoliosis in Eastern China[J]. J Rehabil Med, 2017, 49(6):512–519.

[38] Zhou C, Liu L, Song Y, et al. Anterior release internal distraction and posterior spinal fusion for severe and rigid scoliosis[J]. Spine, 2013, 38(22):1411–1417.

[39] Zhou C, Liu L, Song Y, et al. Hemivertebrae resection for unbalanced multiple hemivertebrae: is it worth it[J]. European Spine Journal, 2014, 23(3):536–542.

[40] Zhou C. Anterior release posterior internal distraction and subsequent posterior spinal fusion for the treatment of severe kyphoscoliosis.[J]. European Spine Journal, 2015, 24(7):1560–1567.

[41] 卓大宏. 中国康复医学[M]. 2版.北京:华夏出版社,2003.

[42] 周士枋,范振华.实用康复医学[M].南京:东南大学出版社,1998.

[43] 于斌, 王以朋, 邱贵兴,等. 支具治疗对女性青少年特发性脊柱侧凸患者肺功能的影响[J]. 中国脊柱脊髓杂志, 2011, 21(9):731–735.

[44] 袁望舒, 陈丽霞. 特发性脊柱侧凸的保守治疗研究进展[J]. 中国康复医学杂志, 2015, 30(3):287–289.

[45] 陶有平. 支具治疗青少年特发性脊柱侧凸的研究进展[J]. 中国矫形外科杂志, 2011, 19(1):43–45.

[46] 陈庆贺, 王仑, 晁民,等. 推拿手法加牵引治疗青少年特发性脊柱侧凸畸形[J]. 中国伤残医学, 2013(4):20–22.

[47] 孙武, 高景华, 冯敏山,等.非手术疗法治疗不同类型退行性脊柱侧凸疗效评价[J]. 北京中医药, 2017(4):347–349.

[48] 赵辉三.假肢矫形器学[M].北京:华夏出版社,2013.

[49] 易红蕾,王传锋,王非,等.软体支具治疗青少年特发性脊柱侧凸的研究进展[J].脊柱外科杂志,2013,11(6):374–377.

[50] 杨晓红.现代计算机辅助设计基础[M].北京:中国电力出版社,2012.

[51] 洪炳镕.计算机辅助设计与制造[M].黑龙江:哈尔滨工业大学出版社,1986.

[52] 刘极峰.计算机辅助设计与制造[M].北京:高等教育出版社,2004.

[53] 江平宇. 计算机辅助设计与制造技术[M].西安:西安交通大学出版社,2010.

[54] 王谦, 黄文生, 何红晨, 等. 脊柱侧凸X线成像评估的研究进展[J]. 华西医学, 2018,33(10):1321–1325.

[55] 王谦, 雷中杰, 马宗浩, 等. 青少年特发性脊柱侧凸影像学评估研究进展[J]. 中国康复理论与实践, 2017, 23(11):1304–1307.

[56] 周春光, 宋跃明. 重度僵硬性脊柱侧凸矫正技术进展[J]. 中国修复重建外科杂志, 2012(2):238–243.

第六章　脊柱矫形器的研究进展

　　脊柱矫形器是为了恢复、重建、代偿由于脊柱疾患造成脊柱本身结构（包括脊柱、骨盆骨和肩胛带骨）破坏和改变而引起脊柱功能性障碍的矫形器。主要用于限制脊柱的运动，固定病变部位，减少椎体的负荷，促进病变愈合，减轻疼痛，预防和矫正畸形。

　　根据矫形器应用的不同部位可以分为头颈胸矫形器、胸腰骶矫形器、脊柱前后凸矫形器以及脊柱侧凸矫形器。根据矫形器的不同功能可以分为固定式矫形器与矫正式矫形器两大类。脊柱固定式矫形器主要用于疾病或外伤造成脊椎椎体骨折、脱位等，固定病变部位，促进骨折愈合，或者控制脊柱畸形发展。矫正式矫形器主要通过应用生物力学三点力矫正原理，对脊柱非生理性弯曲进行三维空间范围内的矫正或复位。

第一节　头颈胸矫形器研究进展

　　头颈胸矫形器主要通过与头的枕、下颌部及与胸部或者躯干连接，减轻椎体的负荷，并限制颈椎椎体运动，起到固定与牵引的作用，促进病灶部位愈合。各矫形器根据不同的结构功能可以分为软式围领（soft collar）、硬式围领（rigid collar）、钢丝颈托、费城颈托（Philadelphia cervical collar）、胸枕颌矫形器（sternal occipital mandibular immobilizer, SOMI）、杆式颈椎矫形器、模塑订制颈椎矫形器、头环式颈胸矫形器（Halo cervical thoracic orthosis, Halo CTO）等，基本可以归纳为颈椎矫形器（cervical orthoses, COs）和颈胸矫形器（cervical thoracic orthoses,

CTOs）。由于各种矫形器的材质与结构不同，其应用与治疗效果也不尽相同。

一、固定

2016年的一篇关于外固定装置对颈椎活动限制能力的系统回顾发现，软式围领对颈椎活动的限制能力比较差；高位颈胸矫形器主要功能是限制颈椎的前屈与后伸，同时也能在一定范围内限制颈椎的侧屈和旋转；低位颈胸矫形器对于限制颈椎的前屈、后伸与旋转更为有效，在限制侧屈程度上与高位颈胸矫形器相同；而头颈胸矫形器则几乎能够限制颈椎的所有运动。生物力学的非在体损伤模型试验也验证了矫形器对颈椎的固定作用。有国外学者采用由冷冻的新鲜人体全颈椎标本制作的颈椎损伤头颈胸模型，对颈椎矫形器和颈胸矫形器进行解剖三平面屈曲试验。研究发现，被测试矫形器都能有效地限制颈椎的活动度。另外，此学者还发现颈椎矫形器能有效地固定整个颈椎的屈曲与伸展以及下颈椎的侧向弯曲。相对于围领，颈胸矫形器能更好地维持下位颈椎的稳定；而对于上位颈椎的侧屈及整个颈椎的旋转控制效果较差。

各项研究表明，无论是围领式的颈椎矫形器，还是颈胸矫形器都能够有效地限制颈部的活动。但不同类型的矫形器在生物力学性能上还是有所差别，如矫形器的约束效果与矫形器的硬度与长度（胸部支撑）有很大关系，早期的研究结果发现，Aspen的四点式颈胸矫形器（Aspen 4-post CTO）比两点式颈胸矫形器（Aspen 2-post CTO）的活动限制效果更好，因为前者后侧的两个支点能够提供额外的支撑来限制颈部后伸。

有研究结果指出，对于限制C_2节段以下的屈伸活动，Aspen 2-post颈胸矫形器有着与常用的预防屈曲矫形器（SOMI）相同的约束效果。有学者推荐$C_4 \sim C_5$椎体融合术后应给予患者外部或内部的支撑，以限制融合椎体与相邻椎体间的屈伸活动。有研究表明Aspen 4-post颈胸矫形器能够有效地限制$C_4 \sim C_5$节段的屈伸活动，且效果最好。因此，临床医生及患者应根据颈椎损伤节段及矫形器结构性能等具体情况选择合适的矫形器。

二、疼痛与舒适

2013年的一篇系统回顾文献发现，颈椎矫形器或围领对于疼痛的影响效果存在各研究结果不一的情况。较低循证等级的研究显示半硬质围领对于由颈神经根引起的短期疼痛有较好的效果，但对于中期疼痛并无优势。也有研究发现围领与物理治疗都能够明显改善挥鞭损伤（whiplash associated disorder, WAD）患者的短期与中期疼痛症状，但长期效果不佳。也有中等循证等级的研究显示软质围领对疼痛、功能、患者生活质量和长期工作能力会产生负面影响。

几乎现有的所有矫形器都会使佩戴者产生不适。研究结果表明这主要与矫形器的设计和佩戴时间长短有关，该研究还显示Stro II围领比Headmaster和费城颈托的舒适度好。

三、结构

新技术的研发推动了对矫形器材质、结构的探索与创新，也为临床医生和患者带来更轻质、有效的矫形装置。

新出现的可调式颈椎矫形器以及模块式颈胸矫形器可以根据患者情况调整围领高度及大小，具有更好的适配性。有研究也就这些新式的矫形器进行了在体的生物力学测试，结果显示模块式颈胸矫形器限制颈部活动度的效果不如标准颈胸矫形器，而可调式颈椎矫形器的测试效果则比标准式的好。

四、应用

尽管教科书上有各种矫形器的适应证与禁忌证，但目前学界就头颈胸矫形器的临床应用还持有不同意见。

2013年的一篇综述指出，缺乏循证资料支持颈椎挥鞭损伤后使用矫形器。仅有一篇临床研究资料表明，对于颈神经根病，短期（6周）内使用颈椎矫形器是有效的，该文献同时也提出了，使用颈椎矫形器后潜在的并发症可能有与压力相关的皮肤损伤和吞咽障碍。2016年的一篇系统回顾提示，就目前循证医学证据分析，颈前路减压植骨融合术后不推荐使用外部颈椎矫形器，因为它并不能促进术后融合。如果因其他原因需要矫形器，则一定要在利大于弊的条件选择使用。但该系统回顾也提到了循证资料的局限性，表明颈椎矫形器的优点可能被其缺点掩盖，可能是研究方法不尽相同，因此未来还需要高质量的临床研究来指导临床。

目前的研究还有很多局限性，如多数的研究对象为损伤模型或健康人群，这样的研究结论是否能够直接应用于临床还不清楚。限制颈椎活动是颈椎矫形器的一个重要功能，所以多数研究都集中于不同矫形器的固定效果，对疼痛改善、舒适度等其他功能的研究很少。

（李　宁）

第二节 胸腰骶矫形器研究进展

理论上讲，脊柱侧凸矫形器也属于胸腰骶矫形器（TLSO），但由于青少年特发性脊柱侧凸的特殊性，脊柱侧凸矫形器的研究进展于本章第四节单独详述，本节内容主要探讨固定性脊柱矫形器。固定性脊柱矫形器可分为固定带、软式围腰、金属框架式矫形器、模塑式矫形器和增材制造矫形器等。模塑式矫形器可以由低温热塑板材直接在患者身上模塑成型制作，或由高温板材在患者石膏阳模上模塑成型制作。增材制造矫形器由计算机提取患者体貌特征后经过软件建模，再通过增材制造的方式订制。按使用部位可以分为胸腰矫形器（thoracic lumbar orthosis, TLO）、腰骶矫形器（lumbar sacral orthosis, LSO）和胸腰骶矫形器（thoracic lumbar sacral orthosis, TLSO）。

一、固定

胸腰骶矫形器对椎体的稳定作用已被生物力学研究证实，它不仅可以控制脊柱损伤节段各解剖平面内的活动，而且还由此可以控制局部疼痛。有研究邀请健康受试者在穿与不穿矫形器的情况下完成躯干前后屈伸、侧屈、轴向旋转及一个日常复合动作（前屈加侧曲加旋转）共四个动作，测试两种不同矫形器（DorsoFX和SofTec Dorso矫形器）对胸腰椎稳定性的影响。结果显示，适配矫形器后脊柱活动范围减少了42%～69%，旋转动作受限最大，DorsoFX矫形器对后伸的限制最小，SofTec Dorso矫形器对前屈和日常复合动作限制最小，但两种矫形器之间差别很小。两种矫形器与皮肤间的压力也无统计学差异。说明两种矫形器对胸腰椎有相似的稳定作用，但对四种运动的稳定效果不同。两种矫形器均不能完全固定胸腰椎，但穿矫形器后胸腰椎稳定性较不穿矫形器增加，且差异具有统计学意义。

二、疼痛与舒适

根据经验，急性骨质疏松压缩性骨折的治疗可能包括短暂的卧床休息，然后逐渐开始活动。有外支撑作用的脊柱矫形器被认为在最初的6～8周对缓解疼痛是有益的，因其可通过三点力原理控制局部脊柱活动来缓解急性期疼痛。在亚急性期，可改用软式围腰通过增大腹压和控制局部活动来减轻疼痛。然而，它们对减轻疼痛的长期效果和防止进一步的脊椎前体压缩的疗效还没有得到证实。

Kaplan等研究比较了三种不同TLSOs（Aspen TLSO, Boston Body Jacket, CAMP TLSO）所造成的胸腰椎活动受限和躯干被动刚度，结果表明三种矫形器在以上两方面没有统计学差异，受试者没有察觉到运动受限的不同差异，但认为穿戴Aspen TLSO比其他两个矫形器更舒适。

另外，依从性也是矫形器使用的一个问题，会影响试验结果。不够轻质、穿脱不方便、不舒适、压力导致的疼痛或压疮、呼吸受限、肌萎缩以及不够美观都是造成患者依从性差的原因，而良好的设计应该是解决该问题的方向。

三、应用

对于胸腰节段脊柱椎体骨折滑脱术后、骨结核等椎体需免荷和限制运动的情况，应使用固定效果好的硬质胸腰骶矫形器；对于椎间盘突出、腰椎滑脱等引起的腰痛症，可使用防止腰椎过伸展的后背式矫形器或硬腰围（奈特型矫形器、威廉斯型矫形器）或软性围腰。

对于腰骶节段常见的椎间盘突出、椎弓裂、椎体前移滑脱，以及椎体组织退化性变化等疾病，治疗时主要应对肌肉进行体疗性训练以加强肌肉的力量，阻止病理现象发生。只有当出现进行性椎体滑动和椎间盘突出压迫神经的情况时，才需通过穿戴带有骨盆固定部分的硬性腰围、桥式矫形器或支撑矫形器来固定和减轻椎体的重力影响。

对于脊柱椎体爆裂性骨折，LSO通常用于脊柱手术后的固定。一项研究显示了非手术治疗A型骨折是可行的，TLO对胸腰椎骨折的功能结局的影响可达10年之久。大量的证据支持使用矫形器来治疗爆裂性胸腰椎骨折。在一些研究结果中，矫形器治疗似乎优于手术治疗。因此，对大多数神经系统完整的爆裂性骨折患者应考虑使用LSO。然而，并不是所有的研究结果都支持使用脊柱矫形器。

对于骨质疏松脊柱压缩性骨折（osteoporotic vertebral fractures, OVFs），矫形器的使用虽然被认为是非手术治疗的里程碑。但术后脊柱稳定后或稳定的脊柱压缩性骨折则不应再穿戴矫形器治疗，应通过肌力训练让"肌肉架"恢复。有研究对比了有无脊柱矫形器对稳定的骨质疏松压缩性骨折的治疗效果，研究结果也证实了这个观点，没有使用脊柱矫形器的治疗并不会导致残疾等不良后果，也不会导致类似的疼痛和椎体压缩进展。对于骨质疏松脊柱压缩性骨折使用矫形器的疗效，目前临床研究数据有限，还没有胸椎爆裂性骨折那么深入。因此，美国骨科医师协会在关于骨质疏松脊柱压缩性骨折的治疗指南中，对于使用矫形器的意见为不推荐也不反对。2014年一篇综述的观点是，TLSO是治疗某些胸腰椎骨折的一种低风险、低成本的方法，在许多病例中与手术治疗具有同等的疗效。目前，骨质疏松脊柱压缩性骨折矫形器治疗的证据尚不充分，需要进一步研究以确定其效果。

四、废用性肌肉萎缩

TLSO可以固定脊柱骨折部位、减轻疼痛、保持力学对线，促进早期的运动康复，也可防止骨折部位发生进一步的塌陷。然而，TLSO也有一些潜在的缺点，包括废用性肌肉萎缩、去适应性、皮肤刺激、额外的医疗费用等，以及在等待矫形器制作时的康复延迟。尤其在废用性肌肉萎缩方面，传统的观点认为矫形器在某种程度上支撑了脊柱，但也减少了对躯干肌肉的工作需求。为了改善患者躯干部的肌肉状况，一种轻质的脊柱矫形器Spinomed，通过特殊的设计能够增加骨质疏松脊柱压缩性骨折患者的躯干肌肉力量，从而改善其身体姿态。有研究显示，6个月每天2小时的佩戴可以显著增加女性骨质疏松脊柱压缩性骨折患者腹侧屈肌等长收缩肌力的50%和背侧伸肌等长收缩肌力的25%，同时也显示了较好的疼痛控制和良好的患者依从性。

然而，这种由于佩戴脊柱矫形器所造成的废用性肌肉萎缩并没有被定量地证明，研究结果也存在不同意见。早期有研究称，佩戴稳定的矫形器4周，可以造成女性患者背伸肌力量下降40%。也有研究持不同意见，一项关于姿势控制和躯干运动学的研究没有发现由于佩戴LSO产生的任何肌肉活动或脊柱压缩力明显减少，同时也没有证据表明穿了一段时间矫形器的腰痛患者或健康的对照者的肌肉力量会变弱。还有研究通过记录健康受试者定期穿LSO的神经肌肉变化，发现佩戴LSO能够增加了躯干刚度，每天佩戴LSO3小时，3周后没有发生躯干肌肉的神经肌肉功能的损害。以上两篇文献表明，短期（3周）的佩戴时间是安全的。

（李　宁）

第三节　脊柱前后凸矫形器研究进展

一、与年龄相关的脊柱后凸

由于椎体和椎间盘的形状，脊柱胸段存在正常向后的生理弯曲。但如果这个胸曲的角度大于40°，即超过95%的正常成年人，被定义为脊柱后凸。从儿童到成人40岁之前，脊柱后凸的角度在20°～29°。40岁之后，脊柱后凸角开始迅速增加，女性比男性增加更快，妇女从55～60岁到76～80岁，其平均后凸角从43°增加到52°。有时也被称为老妇驼背症（Dowager's hump）或后凸畸形。随着后凸角的增加，患者的活动会受到影响，跌倒和骨折的风险增加，身体活动能力和生活质量往往会下降。后凸畸形可能由肌肉无力和退行性椎间盘疾病发展而来，导致椎体骨折并进一步恶化后凸畸形，其也可能由最初的椎体骨折而加速发展。也有可能不同的个体会经过不同的过程发展出相同程度的后凸，总之，脊柱后凸会对患者造成显著的负面影响，早期干预和治疗脊柱后凸具有重要的临床价值和公共健康教育意义。

一项随机对照试验发现，来自62个不同的生活小区老年妇女骨质疏松症和驼背大于或等于60°，佩戴Spinomed脊柱矫形器每天2小时，6个月后脊柱后凸角平均减少了11%，脊柱高度增加，脊柱伸肌力量增加，姿势摇摆减少。虽然矫形器似乎是有益的，但是被动支撑不能提供与锻炼一样的对骨骼的有益效果。因此，佩戴特定的脊柱矫形器与治疗性锻炼结合使用可以提供额外的有益效果。

有证据支持使用锻炼、矫形器和肌贴等干预措施来减少后凸畸形，提高个体生活质量，降低男性和女性未来骨折的风险。因此，矫形器或肌贴、药物、外科干预及锻炼等联合治疗的方式值得进一步的研究。

二、少年性椎体骨软骨病

少年性椎体骨软骨病（Scheuermann disease）表现为脊柱胸段或胸腰段的结构性后凸，患病人数占世界总人口的0.4%～8.0%，易发病年龄段为8～12岁，最易加重年龄段为12～16岁，男女发病比例报道不一，多认为男性发病多于女性。少年性椎体骨软骨病的病因可能有多种，非特异性原因包括骨软骨炎及骨骺炎。特征病变为椎体前缘变矮变短或椎体后部及脊椎后柱的增高，造成椎体前后楔形变；椎体后部小关节突可以发生脱位，更增加了后部的高度。有时楔形变也可以发生在椎间盘，椎间隙变为后宽前窄。前缘变得越矮，后部椎体越高，畸形也就更加明显。由于椎骨的畸形，肋骨也随之变化，以后凸最明显的椎体为中心，向四周呈放射状；胸廓也变形，高度减低，躯干变短，久而久之，前胸也有改变，呈鸡胸状，胸骨隆凸起来。生理功能改变，主要由脊柱屈曲畸形压迫并限制胸腔及腹腔某些器官，影响其生理活动所致。目前，未经治疗的少年性椎体骨软骨病的自然病程还不完全明了。

　　尽管到目前为止，并无明确的研究结果证实矫形器可以有效地治疗少年性椎体骨软骨病，但矫形器仍较广泛地被应用于治疗具有此类畸形的骨骼未成熟患者。但仍只用于矫形，并无治疗疼痛的报道。弯曲超过50°的骨骼未成熟的少年性椎体骨软骨病患者可以用矫形器治疗。较常用的矫形器是Milwaukee脊柱侧凸矫形器，如果在骨骼成熟前开始治疗，脊柱后凸常常可以得到改善或矫正。国外有学者报道，先全天佩戴Milwaukee矫形器（平均14个月），再部分时间佩戴（平均18个月）后，少年性椎体骨软骨病患者的腰椎前凸改善35%，胸椎后凸改善40%。长期随访发现，矫正角度有些丧失，但69%的患者初始的脊柱后凸有所改善。若后凸超过75°，椎体的楔形变超过10°，且患者接近或过了骨骼成熟期，则治疗效果不理想。尽管Milwaukee矫形器已经被证明能有效地防止脊柱后凸加重和提供一些适度的持久矫正，但全天佩戴常受到青少年的抵触。矫形器治疗的经典适应证是胸椎后凸在45°～65°的患者，脊柱柔韧度较好，骨骼尚未成熟或至少还有1年的发育期。此期绝大多数患者可以通过矫形器治疗控制病情，避免病情加重。

（李　宁）

第四节　脊柱侧凸矫形器研究进展

一、脊柱侧凸矫形器的生物力学设计研究进展

　　目前，虽然矫形器对治疗AIS的积极效果已在很多研究中被证实，但研究也指出矫正效果主要体现在脊柱侧向弯曲的控制上，对于肋骨不对称凸起、椎体轴向旋转、胸椎后凸和腰椎前凸的矫治疗效不佳。Nie WZ等指出这可能跟矫正力（压力垫）施加的位置不当有关。在矫形器生物力学设计方面，根

据SOSORT发布的指南，三点力系统被认为是矫正脊柱侧凸的基本生物力学原理，如对于一个给定的胸段弯曲，建议于凸侧后外侧施加一矫正力并结合相应的对抗矫形力，对弯曲进行控制、矫正。虽然三点力系统被普遍认为是矫形器设计的基础生物力学原理，但对于每一名患者的矫形器设计来说，三点力的具体位置和方向却没有统一标准，需要矫形师根据个人临床经验进行生物力学的设计。为提高矫形器的疗效，Cobetto N等利用有限元模型模拟矫正脊柱侧凸的生物力学机制以找到最佳的矫正力施加位置，结果提示对于胸段弯曲的矫正效果得到了明显提高，然而对矢状面上胸椎后凸与腰椎前凸的矫正仍有限。Li等利用超声扫描辅助矫形器压力垫的调整，旨在提高脊柱侧凸的矫正率。在临床试验中，利用超声扫描脊柱并测量和计算脊柱在矫形器内的矫正率，根据获得的矫正率，决定是否需要调整矫形器内的压力垫，由于其具有无辐射的特点，可以对人体脊柱进行反复扫描并获取脊柱的矫正率，不断优化压力垫的位置，从而提高矫治效果。本试验结果提示，超声扫描可明显提高矫形器的矫治效果。近年来，超声评估脊柱侧凸的可靠性和稳定性不断被证实，可以考虑将超声作为临床上提高矫形器矫治效果的潜在的有效辅助工具。由于目前矫形器矫正效果的局限性，三维矫正（即同时对侧向弯曲、轴向旋转及肋骨不对称性突起、胸椎后凸及腰椎前凸进行矫正）越来越受到重视，但学界对于其生物力学矫正机制的设计尚缺乏统一标准，除了三点力系统，其他部位的设计仍存在争议，如腹部压力垫的施加与否、骨盆压力垫的设计及肩部对称性的控制等。

二、常见脊柱侧凸矫形器的治疗研究进展

脊柱侧凸矫形器主要运用生物力学原理的三点力系统，通过改变脊柱及骨盆、胸廓、肩胛带的力学和运动学特征，达到矫正脊柱畸形的目的。脊柱侧凸矫形器有很多种形式，通常是因人而异、订制装配的。目前，国内外临床已经对其进行了大量、长期的研究，结果虽各不相同，但均证明矫形器对AIS的治疗有效。

（一）密尔沃基矫形器

密尔沃基矫形器由骨盆托包容部分、一根前支条和两根后支条、胸椎和腰椎压力垫和带有枕骨托和喉部托等结构构成，属于颈胸腰椎矫形器。常用于Cobb角在25°～40°，青春期前骨发育未成熟的上胸段（顶椎位于T_8以及T_8以上）脊柱侧凸患者的矫正。1997年发表的一篇Meta分析证实，每天佩戴密尔沃

基矫形器或其他TLSO类型矫形器23h可有效阻止侧凸进展。需要指出的是，尽管该类矫形器不会影响IS患者的生存质量，但密尔沃基矫形器给患者带来的心理影响显著高于其他类型的矫形器。此外，Wiley等的研究发现，Milwaukee 矫形器的治疗失败率为15%～53%，TLSO为18%。因此，密尔沃基矫形器已逐渐被TLSO矫形器取代，仅用于治疗少年性椎体骨软骨病。

（二）Charleston矫形器

Charleston矫形器是夜用型脊柱侧凸矫形器，其采用双壳结构，部分时间（夜间）穿戴，要求能弯曲脊柱至过度矫正侧凸。对单腰弯、单胸弯、胸腰弯脊柱侧凸患者的疗效最佳，尤其是对单侧弯曲的脊柱侧凸十分有效，一般需要患者夜间穿戴8～10h。有研究表明，Charleston矫形器对下端弯曲的疗效（83%）优于上端弯曲（68%）。其他研究则报道，波士顿矫形器的疗效优于Charleston矫形器，建议Charleston矫形器仅用于Cobb角较小的单胸腰弯或单腰弯患者。但对于不愿意白天佩戴矫形器的患者而言，Charleston矫形器也是一种矫形器选择。

（三）Providence矫形器

Providence矫形器是一款非对称、前开襟设计、可选择性接触的夜间矫形器，其可直接施加反旋转和侧方的力来获得矫形效果。对柔软的单腰弯、单胸腰弯侧凸的疗效较好，也可用于胸弯、双弯型脊柱侧凸，尤其适用于Cobb角在25°～35°的胸腰段、腰段脊柱侧凸。D'Amato等首次报道了夜间佩戴型Providence矫形器，胸弯、双弯、腰弯和胸腰弯患者分别有63%、65%、94%和93%矫形成功。有报道称，Providence矫形器首次矫正成功率达92%，表明Providence矫形器疗效要优于Boston矫形器，建议Cobb角小于35°的胸腰段及腰段AIS患者使用该矫形器。

（四）威尔明顿矫形器

威尔明顿（Wilmington）矫形器是一款对称、个性化定制、前开襟、热塑TLSO矫形器。Wilmington矫形器通常需要全天佩戴，用于Cobb角在25°～39°，顶椎在T_7以下的腰弯、胸腰弯和低胸弯脊柱侧凸。Allington等研究报道，98例AIS患者全天佩戴Wilmington矫形器的疗效与48例部分时间佩戴的疗效无显著统计学差异，并认为对于Cobb角≤40°的AIS只需要每天佩戴12～16h即可获得满意的矫正效果。

（五）波士顿矫形器

波士顿（Boston）矫形器是一种预制的矫形器，临床使用时根据患者个性化需求将内置衬垫放置于凸侧，设计放松点或凹侧开窗。通常用于控制和矫正顶椎位于$T_6 \sim L_3$的脊柱侧凸畸形，对于治疗因为侧凸导致的轻度胸椎后凸减少具有较好的疗效。波士顿矫形器要求每天佩戴23h。Lange等分析了109例AIS患者使用波士顿矫形器治疗后12年的长期疗效，发现大部分患者的长期疗效较为满意。

（六）里昂矫形器

里昂（Lyon）矫形器是一款可调节的侧凸矫形器，其典型的结构是采用前、后各一根合金支条和可调节的压垫连接件。适用于11～13岁、Cobb角在50°以内的腰段和中高胸段脊柱侧凸患者，尤其对处于快速生长发育期胸弯的脊柱侧凸患者疗效较好。孙琳等进行了色努式矫形器和里昂式矫形器的临床疗效比较，发现两者没有显著统计学差异，但是10岁以下的脊柱侧凸患者更适合选择色努矫形器，而10岁以上的侧凸患者，特别是伴有椎体旋转的患者，里昂矫形器的治疗效果更有优势。

（七）色努矫形器

色努矫形器是近二十年来国内制作、装配较多的脊柱侧凸矫形器，目前临床上使用的很多都是色努矫形器的改良形式，主要类型包括里戈色努（Rigo system Chêneau）矫形器、ScoliOlogiC® Chêneau light™矫形器、Gensingen矫形器。色努矫形器是目前国内应用最为广泛的一种TLSO硬性矫形器，主要的作用机制是利用多点压力区域和伸展空间进行脊柱畸形的三维过度矫正。通常用于上端椎在T6以下、Cobb角在20°～45°的脊柱侧凸，也适用于其他原因的脊柱侧凸的保守治疗。色努矫形器要求患者每天佩戴20～23h。Fang等研究发现，AIS患者佩戴色努矫形器24.4个月后，50%患者的Cobb角下降大于5°，患者的胸后凸和腰前凸显著减少，但矢状面垂直轴偏倚显著增加-44.0～-30.2mm。一项回顾性研究观察了48例进展性AIS女生佩戴色努矫形器结合物理治疗的疗效，发现色努矫形器结合物理治疗可以有效阻止全部患者的侧凸进展，所有患者不需要进行手术治疗。

（八）SpineCor矫形器

SpineCor矫形器是一种软性矫形器，通常由两个部分组成：①骨盆结构：由一个硬热塑骨盆腰带基座构成，绕过大腿及胯部；②胸腰部结构：由一件棉质的短上衣，4条矫形的弹力带组成，其设计和佩戴均需要结合CAD/CAM系统。适用于Cobb角度较小（20°～30°）的脊柱侧凸，患者需要每天佩戴20～24h，至骨骼生长发育基本成熟。其因外观优于硬性矫形器，且可能增加患者的穿戴依从性而备受瞩目。但随着使用人群增加以及研究的深入，发现患者佩戴SpineCor矫形器的侧凸进展率增加，且患者的依从性未改善，疗效不如硬性矫形器，随后SpineCor的使用人数逐渐下降。虽然有文献报道了软性矫形器结合运动疗法的成功案例，但单独使用软矫形器治疗特发性脊柱侧凸仍存在一定风险与争议，近期一项回顾性研究发现，在治疗结束后，佩戴SpineCor矫形器患者的平均侧凸进展角度为14.7°±11.9°，进展率为76%，Cobb角为47°±13°；波士顿矫形器仅为9.6°±13.7°，进展率为55%，Cobb角为41.7°±14.2°，提示SpineCor矫形器无法获得与波士顿矫形器类似的预防侧凸进展的效果。

三、影响脊柱侧凸矫形器疗效因素的研究进展

（一）时间剂量

时间剂量是指患者穿每天戴矫形器的时间，根据SOSORT发布的指南，矫形器穿戴时间分为晚上穿戴（8～12h）、部分时间穿戴（12～20h）、全天穿戴（20～24h）。Dolan和Weinstein系统性地研究了不同时间剂量对手术风险的影响，共纳入15篇相关文献，结果发现每日穿戴16～18h（手术概率19%～34%）、18～23h（手术概率21%～26%）和晚上穿戴8～12h（手术概率17%～25%）的患者中，各组接受手术的概率未发现有显著统计学差异。但值得注意的是，在这些研究中，穿戴矫形器治疗的患者接受手术的概率变化较大（1%～28%），且合并的手术风险概率较高（23%），文献并未对纳入研究进行异质性检验。因此，对此结果应谨慎理解。Rowe等10位学者对1459名来自20项临床研究的AIS患者进行矫形器疗效研究，Meta分析结果提示矫形器治疗可有效矫正或控制AIS，且每天佩戴23h的疗效（93%成功率）明显优于8h（60%成功率）或16h（62%成功率）的，而后两者之间的疗效未见显著统计学差异。类似的，Katz等对126名AIS患者做了"剂量-疗效"之间的回归分析，结果显示佩戴矫形器对侧凸的矫治有积极效果，且每天佩戴的时间越长越有利于侧凸的矫治，如12h的成功率为82%，而少于7h的成功率仅为31%。根据上述研究结果，时间剂量对矫形器的疗效可能存在一定程度的影响，因此在制订矫形器处方时应对时间剂量进行合理分配。

（二）患者依从性

患者依从性是影响矫形器疗效的另一因素。Aulisa等对522名患有青少年型或幼儿型特发性脊柱侧凸的患者进行研究发现，良好的依从性可有效控制AIS的进展和降低接受手术治疗的风险，相反地，差的依从性（如只佩戴2个月/年）还可能引起更高的侧凸恶化风险。相似地，Brox等对495名AIS患者进行侧凸恶化和接受手术风险与患者依从性的关系研究，结果显示良好的依从性可有效控制侧凸的恶化和降低接受手术治疗的风险。但研究发现患者很少完全按照制订的处方执行，可能只执行了75%或65%。值得注意的是，患者或患者家属还常常高估了对矫形器治疗的依从性。为了提高患者的依从性，对其影响因素进行了解是有必要的。Bunge等研究指出，矫形器的疗效、舒适度、治疗周期以及矫形器外观均可影响患者的依从性，而前两者造成的影响最大，根据对患者依从性的调查，若矫形器的佩戴能降低接受手术治疗的风险达53%以上，他们愿意接受矫形器的介入。患者的年龄亦是影响依从性的因素之一，Takemitsu等研究发现依从性与患者年龄存在明显负相关性（10～12岁、12～14岁和14岁以上的患者平均依从性分别为84%、77%和60%），而与规定的矫形器每天穿戴时间无明显关联。因此，利用监测器对患者的依从性进行监测、了解患者使用矫形器的实际情况是有必要的。此外，Nicholson等指出晚上穿戴矫形器比白天穿戴更容易被患者接受。因此，在使用矫形器介入治疗的时候，应处理好患者与矫形器治疗之间的关系。

（三）矫形器质量

矫形器质量是影响疗效的关键因素，而穿戴矫形器时脊柱的矫正率是评判矫形器质量好坏的重要因素，但这个比例目前没有统一标准，且变化较大，由于个体差异，矫正率也因人而异，文献提供的数据只应该被作为一个参考。SOSORT也指出，评判矫形器质量的标准，除了评估近期的矫正效果，亦要考虑其长期的疗效，随访时间应该至少追踪到治疗结束后1～2年。

矫形器对AIS有积极的矫治疗效，除了患者自身情况外，其主要受到矫形器佩戴的时间剂量、患者依从性以及矫形器质量三个因素的影响，三者相互影响，而矫形器质量则是关键因素。关于矫形器质量，其有效的生物力学矫正机制和患者可接受的舒适度是关键因素。对于矫形器生物力学矫正机制，三点力系统是基本生物力学原理。由于矫形器目前对于矫正脊柱三维畸形效果存在一定的局限性，多表现在对脊柱侧向弯曲的矫正上，而对于肋骨不对称凸起和椎体轴向旋转及胸椎后凸和腰椎前凸的矫治效果有待提高。对此，三维矫正机制应该被重视，而利用相关辅助手段（如超声扫面）对其生物力学矫正机制进行优化亦是一种可选择的手段。

（吴会东）

第五节　脊柱矫形器相关影像学研究进展

一、三维立体X线成像技术

（一）评估参数及应用

三维立体X线成像技术（stereoradiography）通过双平面X线成像系统，同时进行正位和侧位X线摄影成像，并在特定的计算机程序辅助下，重建脊柱和躯干的三维图像 。其测量参数包括冠状面上的脊柱侧凸角度、水平面上的脊椎旋转角度，以及矢状面上的胸椎后凸/腰椎前凸角度。结合胸廓容积（thoracic volume）、脊柱贯入度指数（spinal penetration index）及骨盆入射角（pelvic incidence）等参数，临床医生可以实现对脊柱侧凸胸廓和骨盆畸形的综合评估。

相比于X线成像技术，三维立体X线成像技术能够提供脊柱侧凸的三维畸形图像，减少X线辐射至常规剂量的1/9～1/6，且测量结果不受重力因素的影响。然而，三维立体X线成像技术仍然不能直接显示脊柱侧凸在水平面上的形态特征，其三维评估结果来源于三维重建模型上的测量数据，并不是三维脊柱畸形的真实数据。

（二）信度与效度

研究报道，三维立体X线成像技术评估脊柱侧凸角度、脊椎旋转角度、胸椎后凸/腰椎前凸角度的平均绝对差值（MAD）为1.6°～6.2°、0.9°～6.1°、3.6°～7.0°和2.5°～6.7°；评测者内和评测者间ICC值均大于0.87。

二、超声成像技术

（一）测量参数及应用

超声成像技术由于对软组织成像的优势，最初用于脊柱侧凸患者椎旁肌、腹内、外斜肌对称性的评估。近年来，肌骨超声的应用受到广泛关注。三维超声（three-dimension ultrasound, 3D ultrasound）成像系统使得超声图像能够在冠状面、水平面和矢状面上显示脊柱的三维畸形特征（图6-5-1）。研究发现，椎骨后部结构标志，如棘突、椎板和横突能够在三维超声上成像（图6-5-2）。借助于上述椎骨结构标志，不同学者提出了应用棘突角（spinous process angle, SPA）法、横突角（transverse process angle）法及椎板中心（center of laminae, COL）法测量脊柱侧凸角度（图6-5-3）。同时，椎板中心法还可用于脊椎旋转角度的测量（图6-5-4）。

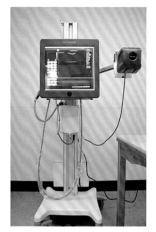
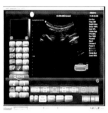
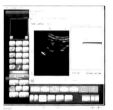

图6-5-1　三维超声成像系统

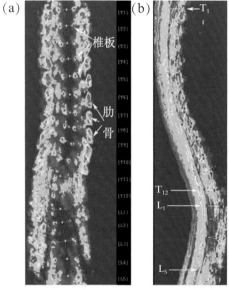
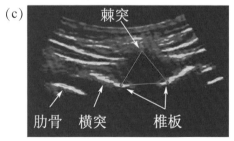

图6-5-2　脊柱侧凸的三维超声成像
（a）冠状面；（b）矢状面；（c）水平面

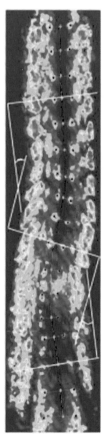

图6-5-3　三维超声测量冠状面上脊柱侧凸角度（椎板中心法）

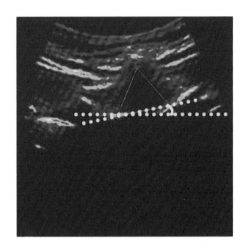

图6-5-4　三维超声测量水平面上脊椎旋转角度（椎板中心法）

（二）信度与效度

　　加拿大阿尔伯塔大学的Lou等提出运用椎板中心法在三维超声图像上测量脊柱侧凸角度，评测者内/间的ICC值均大于0.8，测量误差值小于2.8°。香港理工大学黄文生教授与四川大学王谦博士探索三维超声在临床中对AIS患者评估的可行性，其评测者内/间的ICC值均大于0.9，MAD、SD和SEM值分别小于2.1°、2.7°和2.2°。此外，三维超声成像椎板中心法的评测者内/间的ICC值以及MAD、SD和SEM值均与MRI成像Cobb测量法相似（图6-5-5），结果表明，三维超声测量AIS脊柱侧凸角度的信度和效度较高。

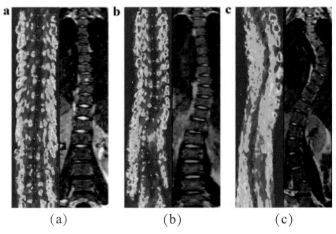

(a)　　　　　　　(b)　　　　　　　(c)

图6-5-5　三维超声与MRI测量脊柱侧凸角度的结果比较
（a）轻度脊柱侧凸；（b）中度脊柱侧凸；（c）重度脊柱侧凸

　　Lou等在脊柱模型的体外实验中证明了三维超声成像椎板中心法评估脊椎旋转角度的信度和效度，其评测者内/间的ICC值范围为0.987～0.997。临床研究结果与上述体外实验结果相似。三维超声测量AIS患者脊椎旋转角度的评测者内/间ICC值均大于0.9，且MAD、SD和SEM值分别小于3.0°、2.1°和1.5°。此外，三维超声成像COL法的评测者内/间ICC值以及MAD、SD和SEM值均与MRI成像Aaro-Dahlborn测量方法相似（图6-5-6）。上述结果表明，三维超声成像可用于测量AIS患者脊椎在水平面上的旋转角度，且具有较高的信度与效度。

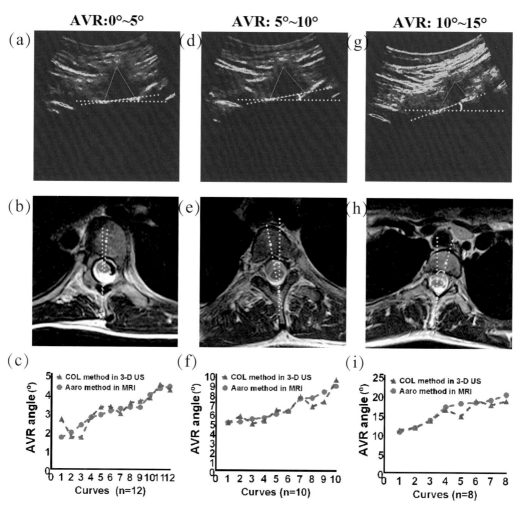

图6-5-6　三维超声与MRI测量脊椎旋转角度的结果比较
AVR，顶锥旋转角度。（a）～（c）AVR：0.0°～5.0°；
（d）～（f）AVR：5.0°～10.0°；（g）～（i）AVR>10.0°

放射性X线成像技术是脊柱侧凸诊断与评估的最基本方法。近年来，随着脊柱侧凸三维矫正技术的开展及减少患者X线辐射量的基本要求，探索更加安全、可靠和准确的三维影像学检查技术成为脊柱侧凸的研究热点，如三维立体X线成像技术、CT成像技术、MRI成像技术以及三维超声成像技术。鉴于不同成像技术的特点，选取合适的影像学技术，规范技术操作及提高测量信度与效度，是今后临床诊疗与研究的关注点。

超声成像技术具有无辐射、性价比高、普及面广以及操作简单等优势。三维超声成像技术开启了肌骨超声在脊柱侧凸三维评估应用中的新篇章。由于声波反射的特点，在肌肉组织较发达、椎体旋转角度过大、肋骨隆起过高等部位均有可能造成部分椎骨结构的超声影像缺失。而且，超声扫描过程中，操作者技术水平将影响评估的信度和效度。因此，如何规范超声扫描的技术操作、提高超声成像的效果等有待进一步探索和研究。

此外，在影像学诊断与评估结果基础上，优化脊柱侧凸患者的康复治疗、脊柱矫形器制作及手术方案设计等仍有待进一步研究。

（陈　敏　王　谦）

【参考文献】

[1] Holla M, Joske MR, Verdonschot N, et al.The ability of external immobilizers to restrict movement of the cervical spine: a systematic review[J]. European Spine Journal, 2016,25(7): 2023–2036.

[2] Allington N, Bowen J. Adolescent idiopathic scoliosis: treatment with the Wilmington brace. A comparison of full-time and part-time use[J]. J Bone Joint Surg Am,1996, 78(7):1056‐1062.

[3] Bradford DS, Moe JH, Montalvo FJ,et al. Scheuermann's kyphosis. results of surgical treatment by posterior spine arthrodesis in twenty-two patients[J]. Journal of Bone & Joint Surgery-American, 1975,57(4): 439–448.

[4] Chang V, Holly LT. Bracing for thoracolumbar fractures[J]. Neurosurgical Focus, 2014. 37(1): E3.

[5] Cholewicki J, Alvi K,Silfies S,et al. Comparison of motion restriction and trunk

stiffness provided by three thoracolumbosacral orthoses (TLSOs) [J]. Clinical Spine Surgery, 2003,16(5): 461.

[6] Cholewicki J, McGill KC, Shah KR, et al. The effects of a three-week use of lumbosacral orthoses on trunk muscle activity and on the muscular response to trunk perturbations[J]. Bmc Musculoskeletal Disorders, 2010, 11(1): 154-154.

[7] Choudhry MN, Ahmad Z , Verma R. Adolescent idiopathic scoliosis[J]. Open Orthopaedics Journal ,2016,10: 143-154.

[8] Cobetto N, Aubin CE , Parent S, et al. Effectiveness of braces designed using computer-aided design and manufacturing (CAD/CAM) and finite element simulation compared to CAD/CAM only for the conservative treatment of adolescent idiopathic scoliosis: a prospective randomized controlled trial[J]. Eur Spine J, 2016, 25(10):3056-3064.

[9] Dionyssiotis Y, Trovas G,Thoma S,et al. Prospective study of spinal orthoses in women[J]. Prosthetics & Orthotics International, 2014,39(6): 487-495.

[10] Ensrud KE, Black DM,Harris F,et al. Correlates of kyphosis in older women. The fracture intervention trial research group[J]. Journal of the American Geriatrics Society, 1997,45(6): 682-687.

[11] Fayolle-Minon I, Calmels P. Effect of wearing a lumbar orthosis on trunk muscles: Study of the muscle strength after 21 days of use on healthy subjects[J]. Joint Bone Spine Revue Du Rhumatisme, 2008, 75(1): 58-63.

[12] Fon GT, Pitt MJ, Jr TA,et al. Thoracic kyphosis: range in normal subjects[J]. Ajr Am J Roentgenol, 1980, 134(5): 979-983.

[13] Gao F, Effectiveness of adjustable cervical orthoses and modular cervical thoracic orthoses in restricting neck motion: a comparative in vivo biomechanical study[J]. Spine, 2015,40(19): E1046-1051.

[14] Goldberg CJ, Moore DP, Fogarty EE,et al. Adolescent idiopathic scoliosis: the effect of brace treatment on the incidence of surgery[J]. Spine (Phila Pa 1976),2001,26(1):42-47.

[15] Gross AR, Kaplan F, Huang S, et al. Psychological care, patient education, orthotics, ergonomics and prevention strategies for neck pain: an systematic overview update as part of the ICON Project[J]. Open Orthopaedics Journal, 2013, 7(3): 530-561.

[16] Huang MH, Barrett-Connor E,Greendale GA ,et al. Hyperkyphotic posture and risk of future osteoporotic fractures: the Rancho Bernardo study[J]. Journal of Bone & Mineral Research, 2010, 21(3): 419-423.

[17] Ivancic PC, Cholewicki J, Radebold A. Effects of the abdominal belt on muscle-generated spinal stability and L4/L5 joint compression force[J]. Ergonomics, 2002,45(7): 501-513.

[18] Ivancic PC. Do cervical collars and cervicothoracic orthoses effectively stabilize the injured cervical spine? A biomechanical investigation[J]. Spine, 2013,38(13): 767-774.

[19] Ivancic PC. Effects of orthoses on three-dimensional load-displacement properties of the cervical spine[J]. European Spine Journal, 2013, 22(1): 169-177.

[20] Johnson RM, Hart DL,Simmons EF,et al.Cervical orthoses. A study comparing their effectiveness in restricting cervical motion in normal subjects[J]. Journal of Bone & Joint Surgery Am, 1977,59(3): 332-339.

[21] Kado DM, Huang MH,Nguyen CB,et al. Hyperkyphotic posture and risk of injurious falls in older persons: the Rancho Bernardo Study[J]. Journals of Gerontology, 2007, 62(6): 652-657.

[22] Kaplan RS, Sinaki M, Hameister MD. Effect of back supports on back strength in patients with osteoporosis: a pilot study[J]. Mayo Clinic Proceedings, 1996,71(3): 235-241.

[23] Katz D, Herring J, Browne R,et al. Brace wear control of curve progression in adolescent idiopathic scoliosis[J]. J Bone Joint Surg Am, 2010,92(6):1343-1352 .

[24] Kienle A, Saidi S, Oberst M, Effect of two different thoracolumbar orthoses on the stability of the spine during various body movements[J]. Spine, 2013,38(17):E1082-1089.

[25] Kim HJ, Yi JM, Cho HG,et al. Comparative study of the treatment outcomes of osteoporotic compression fractures without neurologic injury using a rigid brace, a soft brace, and no brace:a prospective randomized controlled non-inferiority trial[J]. J Bone Joint Surg Am,2014 ,96(23):1959-1966.

[26] Konieczny M, Senyurt H, Krauspe R. Epidemiology of adolescent idiopathic scoliosis[J]. J Child Orthop,2013, 7(1):3-9,

[27] Labelle H, Dansereau J, Bellefleur C,et al. Three−Dimensional effect of the boston brace on the thoracic spine and rib cage[J]. Spine (Phila Pa 1976), 1996,21(1) : 59−64.

[28] Langley J, Pancani S , Kilner K, et al. A comfort assessment of existing cervical orthoses[J]. Ergonomics, 2017 ,61(2):329−338.

[29] Li M, Cheng J, Ying M, et al. Could clinical ultrasound improve the fitting of spinal orthosis for the patients with AIS? [J]. Eur Spine J ,2012,21: 1926−1935.

[30] Li M, Law SW,Cheng J,et al. A comparison study on the efficacy of SpinoMed® and soft lumbar orthosis for osteoporotic vertebral fracture[J]. Prosthetics & Orthotics International, 2015,39(4) :270−276.

[31] Lonstein JE,Carlson JM.The prediction of curve progression in untreated idiopathic scoliosis[J].J Bone Joint Surg Am，1984，66（7）: 1061−1071.

[32] Lonstein JE，Winter RB.The Milwaukee brace for thetreatment of adolescent idiopathic scoliosis：a review of 1020 patients[J].J Bone Joint Surg Am，1994，76（8）: 1207−1221.

[33] Negrini S,Donzelli S, Aulisa AG,et al. 2016 SOSORT guidelines: orthopaedic and rehabilitation treatment of idiopathic scoliosis during growth[J]. Scoliosis Spinal Disord,2018,13:3.

[34] Nie WZ, Ye M, Liu ZD,et al. The patient−specific brace design and biomechanical analysis of adolescent idiopathic scoliosis[J]. Journal of Biomechanical Engineering, 2009, 131(4): 041007.

[35] Pfeifer MB, Begerow B, Minne HW,et al. Effects of a new spinal orthosis on posture, trunk strength, and quality of life in women with postmenopausal osteoporosis: a randomized trial[J]. American Journal of Physical Medicine & Rehabilitation, 2004,83(3): 177−186.

[36] Post RB, Van der Sluis CK, Leferink VJM, et al.Nonoperatively treated type A spinal fractures: mid−term versus long−term functional outcome[J]. International Orthopaedics, 2009, 33(4): 1055−1060.

[37] Prather H, Hunt D, Watson JO, et al.Conservative care for patients with osteoporotic vertebral compression fractures et al.Conservative care for patients with osteoporotic vertebral compression fractures[J]. Physical Medicine & Rehabilitation

Clinics of North America, 2007, 18(3): 577–591.

[38] Richard C, Ajayi OO, Farbod A. Are external cervical orthoses necessary after anterior cervical discectomy and fusion: a review of the literature[J]. Cureus, 2016, 8(7):E688.

[39] Rigo M, Negrini S, Weiss HR, et al. SOSORT consensus paper on brace action: TLSO biomechanics of correction (investigating the rationale for force vector selection)[J]. Scoliosis,2006, 1:11.

[40] Rowe D,Bernstein SM,Riddick MF, et al. A meta–analysis of the efficacy of non–operative treatments for idiopathic scoliosis[J]. J Bone Jt Surg,1997, 79(5): 664–674.

[41] Shimamoto N, Cunningham BW,Dmitriev AE,et al. Biomechanical evaluation of stand–alone interbody fusion cages in the cervical spine[J]. Spine, 2001, 26(19): 432–436.

[42] Wang Q, Li M, Lou EHM, et al. Reliability and validity study of clinical ultrasound imaging on lateral curvature of adolescent idiopathic scoliosis[J]. PLoS One , 2015, 10(8):e0135264.

[43] Wood KB, Butterman G, Mehbod A,et al.Operative compared with nonoperative treatment of a thoracolumbar burst fracture without neurological deficit: a prospective randomized study with follow–up at sixteen to twenty–two years[J]. Journal of Bone & Joint Surgery Am, 2003. 97(1):3–9.

[44] Zarghooni K, Beyer F, Siewe J, et al., The orthotic treatment of acute and chronic disease of the cervical and lumbar spine[J]. Deutsches Rzteblatt International, 2013,110(44): 737–742.

[45] Zheng R, Chan ACY , Chen W,et al. Intra– and Inter–rater reliability of coronal curvature measurement for adolescent idiopathic scoliosis using ultrasonic imaging methodda pilot study[J]. Spine Deformity, 2015,3(2):151–158.

[46] Zheng YP , Tin–Yan Lee T , Lai KKL, et al. A reliability and validity study for scolioscan: a radiation–free scoliosis assessment system using 3D ultrasound imaging[J]. Scoliosis and Spinal Disorders ,2016,11:13.

[47] 周斌,赵自平,王治国,等.矫形器治疗青少年特发性脊柱侧弯的研究进展[J].中国当代医药,2015,22(13):38–41.

[48] 梁菊萍,周璇,陈梅佳,等.特发性脊柱侧凸矫形器治疗研究进展[J].中国康复医学杂志,2018,33(5):604-610.

[49] 胥少汀,葛宝丰,徐印.实用骨科学[M].4版.北京:人民军医出版社,2012.

[50] 陶有平,吴继功,马华松,等.矫形器治疗青少年特发性脊柱侧凸的研究进展[J].中国矫形外科杂志,2011,19(1):43-45.

第七章　脊柱矫形器设计与制作实例

第一节　特发性脊柱侧凸病例

一、病例一

（一）病例资料

患者谢某，女，10岁，广州市人，2016年5月行脊柱侧凸筛查时发现脊柱侧凸，于2016年5月23日在广州中山附一院就诊，X线片显示腰弯Cobb角10°，前后凸Cobb角14°（图7-1-1、图7-1-2）。诊断：脊柱侧凸待查。建议：观察，定期复查（3个月）。患者于2016年8月24日在广州中山附一院复诊，X线片显示腰弯Cobb角29°，前后凸Cobb角22°（图7-1-3、图7-1-4）。诊断：特发性脊柱侧凸进行性加重。建议：脊柱侧凸矫形器治疗控制或减少度数，康复锻炼矫正侧凸，维持正常体位，定期复查（图7-1-5、图7-1-6）。患者于2017年2月8

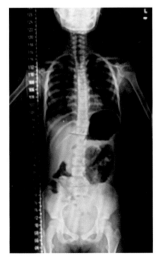 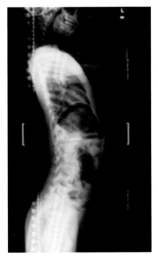

图7-1-1　首诊全脊柱正位X线片　图7-1-2　首诊全脊柱侧位X线片

日在广州中山附一院第二次复诊，脱掉矫形器24小时X线片显示：腰7弯Cobb角7°，胸弯Cobb角4°。建议：继续脊柱侧凸矫形器治疗，康复锻炼矫正侧凸，维持正常体位定期复查（半年）。患者于2017年12月16日在广州中山附一院第三次复诊，脱掉矫形器24小时X线片显示：侧凸程度减轻。故重新制作侧凸矫形器（图7-1-7、图7-1-8）。建议：逐渐减少佩戴时间，维持正常体位的康复锻炼。

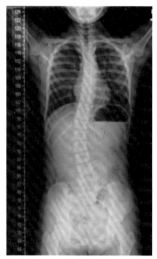

图7-1-3　复诊全脊柱正位X线片　　图7-1-4　复诊全脊柱侧位X线片

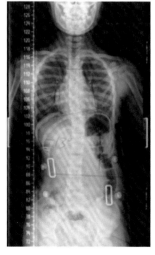
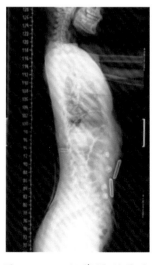

图7-1-5　佩戴矫形器后数字化　　　图7-1-6　佩戴矫形器后
　　　　X线全脊柱正位X线片　　　　　　全脊柱侧位X线片

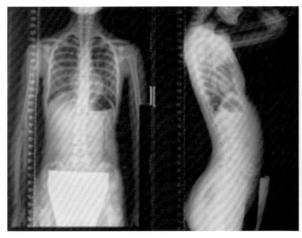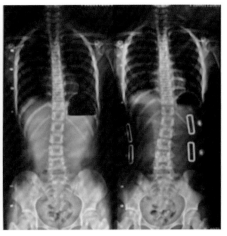

图7-1-7 脱矫形器24小时后　　　图7-1-8 佩戴矫形器后全脊柱正侧
全脊柱正侧位X线片　　　　　位X线片

（二）康复评定

1. 脊柱活动度检查

颈段前屈、后伸各45°，左右侧弯各45°，旋转67°。腰段在臀部固定的条件下可前屈60°，后伸20°，左侧弯45°，右侧弯25°，右旋转68°，左旋转45°。

2. 体态外观的检查

双肩等高，无驼背，平背，两次肩胛骨基本等高，左侧腰部肌肉突出，右侧凹陷，脊柱中线无偏移，全身无压痛点，双下肢等长，膝关节无内外翻，无扁平足。

3. X线摄影检查

2016年5月23日发现脊柱侧凸时腰弯Cobb角10°，前后凸Cobb角14°，3个月后腰弯Cobb角29°，前后凸Cobb角22°，目前腰弯Cobb角7°，腰椎旋转Ⅰ度，骨盆无倾斜，椎体无楔形变，颈椎反弓。

4. 侧凸分型

Rigo分型为E1。

（三）矫形器方案

1. 设计原理

（1）利用生物力学原理：对模型进行冠状面平移和施加三点力系统，结合患者身体轮廓，进行螺旋矫正（图7-1-9，图7-1-10）。

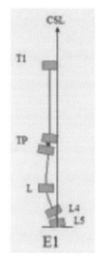 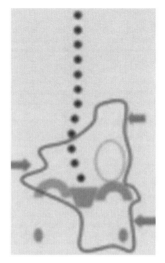

图7-1-9 Rigo分型-E1　　　图7-1-10 矫形器设计图

（2）根据临床诊断利用X线摄影检查：确定Rigo分型为E1。

2.制作过程

（1）材料与工具。

1）材料：石膏绷带、保鲜膜、取型纱套、凡士林、温水、石膏粉、PE板材4毫米、子母扣、固定带。

2）工具：取型笔、水槽、石膏剪、美工刀、塑料管、石膏橡皮碗及石膏橡皮桶、钢管、对线仪、石膏锉刀、石膏调刀、剪刀、常规侧弯成型设备。

（2）方法与步骤。

1）步骤：常规侧弯取型架取型、调整阴型、灌型、修型、成型、矫形器调试。

2）方法：准备好材料工具，按常规传统脊柱侧凸设计制作方法、步骤进行取型、调整模型、修型、成型。

3）注意：修型按照Rigo分型进行，患者脊柱柔韧性较好，腰弯达到过度矫正，为避免过度矫正，建议患者定期复查。矫形器穿戴严格按照脊柱侧凸矫形器佩戴方法进行。同时，针对患者脊柱侧凸类型及评定结果，制订适合患者的康复锻炼方法。2016年8月—2017年12月，患者通过佩戴矫形器配合康复锻炼，侧凸矫正有明显效果。2017年脱掉矫形器24小时后进行的X线摄影结果提示患者侧凸矫正维持效果较好，根据复查结果建议逐渐减少矫形器穿戴时间，加强侧凸矫正的康复锻炼，维持平衡和脊柱稳定性。

二、病例二

（一）病例资料

患者刘某，女，14岁，四川人，排球运动员，2017年5月排球运动员筛查时发现脊柱侧凸，于2017年5月于四川大学华西医院就诊，X线片显示腰弯Cobb角20°，胸弯Cobb角22°（图7-1-11）。诊断：青少年特发性脊柱侧凸。建议：佩戴脊柱侧凸矫形器；康复锻炼；半年后复查。患者考虑矫形器治疗影响训练，所以在运动队只进行了脊柱侧凸的康复治疗。2018年6月到四川省骨科医院复诊，X线片显示腰弯Cobb角18°，胸弯Cobb角25°（图7-1-12）。诊断：特发性脊柱侧凸。建议：佩戴脊柱侧凸矫形器；康复锻炼；3个月后复查。

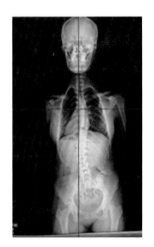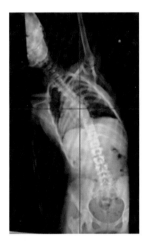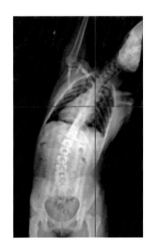

图7-1-11　首诊全脊柱正位、左功能位、右功能位X线片

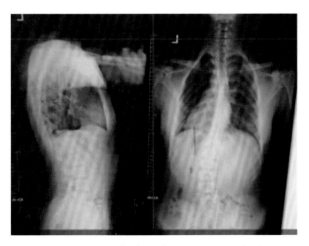

图7-1-12　复诊全脊柱正侧位X线片

（二）康复评定

1. 脊柱活动度检查

颈段前屈、后伸各45°，左侧弯40°，右侧弯48°，旋转69°。腰段在臀部固定的条件下可前屈67°，后伸20°，左侧弯47°，右侧弯43°，右旋转63°，左旋转42°。

2. 体态外观的检查

左肩比右肩略高，无驼背，平背，右侧肩胛骨增高，剃刀背，左侧腰部肌肉突出，右侧凹陷，左侧腹部肋骨凸出，脊柱中线向右侧偏移，全身无压痛点，双下肢等长，膝关节无内外翻，无扁平足。

3. X线摄影检查

2017年5月10日X线片显示腰弯Cobb角20°，胸弯Cobb角22°，左右功能位示脊柱柔韧性较好，脊柱中线向右侧偏移，骨盆无倾斜，椎体无楔形变，颈椎反弓。2018年6月X片显腰弯Cobb角18°，胸弯Cobb角25°，脊柱中线向右侧偏移，骨盆无倾斜，椎体无楔形变，颈椎反弓。

（三）矫形器方案

1. 侧凸分型

Rigo分型为A3（图7-1-13），根据分型设计相对应的矫形器方案（图7-1-14）。

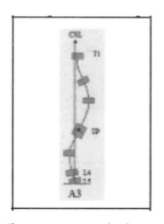
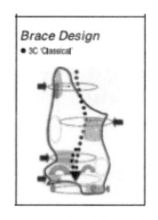

图7-1-13　Rigo分型：A3　　图7-1-14　矫形器设计方案

2. 制作过程

（1）材料与工具。

1）材料：取型纱套、泡沫模型、PE板材5毫米、子母扣、固定带子。

2）工具：剪刀、3D数字化取型设备、计算机辅助修型系统、雕刻机、常规侧凸成型设备。

（2）方法与步骤。

1）步骤：①3D数字化扫描取型；②按Rigo分型A3型进行计算辅助设计修型；③雕刻机雕刻泡沫；④高温真空成型。

2）方法：

①3D扫描。按常规3D扫描操作（图7-1-15、图7-1-16）。

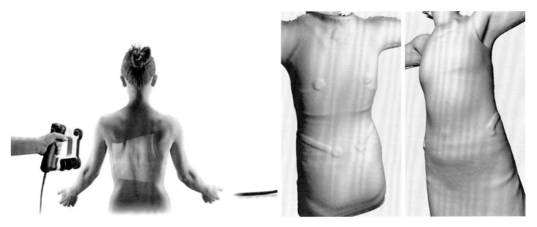

图7-1-16　扫描成像　　　　　　　图7-1-15　3D扫描患者

②计算辅助设计修型（图7-1-17、图7-1-18）。

③雕刻机雕刻模型（图7-1-19）。

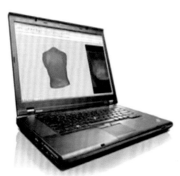 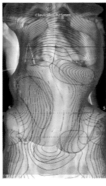 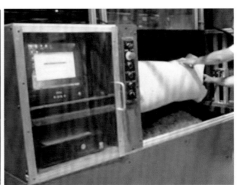

图7-1-17　　　　　　　图7-1-18　　　　　　　图7-1-19
计算机辅助设计　　　　　设计完成　　　　　　雕刻机雕刻模型

④高温真空成型（图7-1-20）。

3.矫形器适配

佩戴矫形器后拍摄X线片（图7-1-21）检查佩戴效果，矫形器试样（图7-1-22），患者每天完成康复训练后应尽可能长时间地佩戴矫形器，针对脊柱侧凸的评估情况，由训练教练制订适合患者的训练方案和康复锻炼方案。

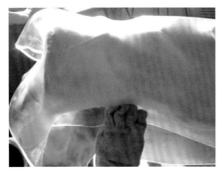
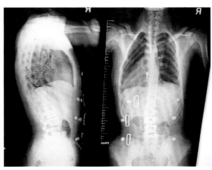
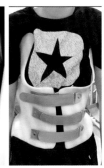

图7-1-20　　　　　　　图7-1-21　　　　　　图7-1-22
高温真空成型　　　　佩戴矫形器效果　　　佩戴试样

（赖华兵）

第二节　退行性脊柱侧凸病例

（一）病例资料

患者付某某，女，64岁，腰背持续疼痛伴活动受限15天。患者半月前负重爬山，回家后感到腰背部酸胀痛不适，久坐久行则疼痛剧烈，于当地医院就医后缓解，但久坐久行后腰背部酸胀痛感复发，不能下蹲、弯腰，伴下肢放射性疼痛。既往无特殊病史。

（二）康复评定

1.功能评定

（1）运动功能评定：包括转移功能（床、椅、轮椅间转移），入厕，盆浴或淋浴。

（2）行走功能评定：步行/轮椅功能、上下楼梯功能。［可参考功能独立性评定（FIM）量表］

功能评定显示，患者运动功能受限，行走100米腰痛加重，身体前屈，不能继续行走。

2.结构评定

（1）视诊。

当患者以直立姿势接受检查时，首先从后面对整个脊柱进行观察，检查双肩、双肩胛骨、双侧上肢与躯干所成三角、双侧髂后上棘是否对称，这些可能与脊柱侧凸有关。从侧面观察脊柱4个生理弯曲的异常，生理弯曲增加或者减少甚至严重变形提示患者椎骨可能存在某种疾病。

嘱患者站立检查胸腰段脊柱的同时，还应注意骨盆有无倾斜、下肢有无畸形和关节轴线等。骨盆的倾斜、臀部的异常突出可能是局部病变导致，也可能是腰部病变或者髋部病变而产生的代偿。

病例中患者轻微圆背畸形，脊柱左侧弯畸形，生理曲度变浅。

（2）触诊。

腰背痛患者常有腰骶部、棘突间、髂嵴及臀部等处压痛，应该用拇指进行触压检查，检查有无肿胀、压痛及肿块，确定病变的位置。对于疼痛患者，嘱患者用一个手指指出疼痛部位，然后围绕疼痛部位检查压痛点是否存在、压痛点的深浅及有无放射痛。

触压检查时应按顺序检查胸腰椎各个棘突，了解有无棘上韧带和棘间韧带区压痛，有无棘突的偏移、异常隆起或凹陷。检查椎旁骶棘肌的张力、压痛及对胸腰椎活动的影响，包括腰骶区骶棘肌及其腱性部位。检查第三腰椎双侧横突区有无压痛及放射痛，检查双侧髂后上棘及骶骨背面有无压痛。

病例中患者胸腰背肌肉僵硬，T_{12}～L_3棘突旁不同程度压痛，胸腰段椎体棘突轻叩痛。

（3）特殊检查。

1）屈颈试验：检查时，令患者头颈向前屈曲，使脊髓上升1～2cm，牵拉神经根，如有疼痛为阳性。

2）拾物试验：检查时，嘱患者在直立位弯腰从地上拾物，如患者两膝屈曲、腰部挺直为阳性，说明腰部或骶髂关节有病变存在。

3）屈髋伸膝试验：检查时，令患者仰卧并屈曲患侧膝、髋关节，当伸直时如感疼痛为阳性。

4）梨状肌试验：检查时，嘱患者仰卧，患肢内旋内收，使梨状肌紧张，如有疼痛及放射痛为阳性，表示坐骨神经及其分支在该处受到挤压或者刺激。

5）直腿抬高与加强试验：检查时，嘱患者仰卧床上，患侧下肢伸直抬高，如有疼痛及放射痛为直腿抬高试验阳性，应同时记载直腿抬高的角度；患肢伸直抬高至发生疼痛的稍低的位置，检查者用力背伸患者踝部，疼痛及放射痛加重则为加强试验阳性。

6）"4"字试验：检查时，检查体位可以根据患者情况及检查室条件选择仰卧位、坐位或站立位。检查时，嘱患者将一侧小腿下段置于另一侧大腿前方膝上区，如屈曲膝能置于身体冠状面为阴性，表示该侧髋关节外旋正常；不能完成为阳性，表示可能存在该侧髋关节病变或者与髋部外旋运动有关肌肉挛缩，但检查时应进行双侧对比。

病例中患者拾物试验阳性；直腿抬高与加强试验，左75°阳性，右75°；屈髋伸膝试验阳性，屈颈试验阴性，梨状肌试验阴性，"4"字试验阴性。

（4）辅助检查。

1）全脊柱正、侧位X线摄影检查（图7-2-1、图7-2-2）。

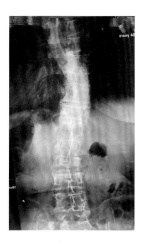 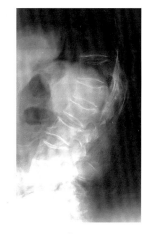

图7-2-1 脊柱正位X线片　　图7-2-2 脊柱侧位X线片

病例中患者的全脊柱正位片可见胸椎向右，腰椎向左侧弯；全脊柱侧位片可见腰椎前凸增加。

2）MRI：L_2椎体急性压缩骨折，T_{11}～L_1椎体～陈旧性压缩骨折；胸腰椎退行性变，椎间盘变性。

3.活动评定

（1）腰部运动状态检查：包括腰段脊柱的屈、伸、左右侧弯和旋转运动，在检查过程中手眼耳并用，判断患者运动过程中腰部是否存在受限、肌肉不协调、疼痛及放射痛或者检查部位以远的麻胀现象。

（2）脊柱活动范围：正常脊柱以直立位为0°，前屈活动范围0°～90°，背伸活动范围0°～30°，左右侧屈各0°～30°，左右旋转各0°～30°。

病例中患者脊柱前屈60°、后伸25°、左侧屈25°、右侧屈30°、左右旋转各25°，均受限。

4. 参与功能评定

社会参与功能：病例中患者社会活动参与功能受限。

（三）康复诊断

1. 功能诊断

患者运动功能受限，主要为行走功能受限。

2. 结构诊断

患者有畸形压缩性骨折和陈旧性压缩性骨折；脊柱退行性变化，胸腰椎侧凸，躯干力线对位、对线异常，导致腰背痛。

3. 活动诊断

脊柱活动范围受限。

4. 参与诊断

社会活动参与受限。

（四）矫形器方案

1. 矫形器设计

（1）矫形器处方：低温热塑胸腰骶矫形器（图7-2-3）。

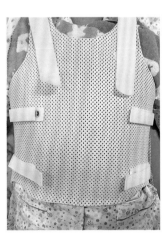

图7-2-3　低温热塑胸腰骶矫形器

（2）矫形器的设计原理：全接触式硬性固定性胸腰骶矫形器，通过三点力系统、增加腹内压的方式起到固定和适当调整躯干力线对位对线的作用。

（3）矫形器的作用：对于成人脊柱侧凸，矫形器通过固定和适当调整躯干力线对位对线，以缓解由于对位对线异常引起的疼痛等症状；保护结构异常的椎体；延缓椎体结构异常变化的进展。

2. 矫形器制作

参考第四章第二节

3. 矫形器适配

需教会患者矫形器正确的穿戴方式，检查患者站立位、坐位和步行时矫形器的剪切线是否限制其活动，如有不适需调整至合适。

4. 注意事项

嘱患者正确穿戴矫形器，避免低温热塑胸腰骶矫形器接触高温导致变形，定期随访复查，根据病情的变化调整和更换矫形器。

（郑　倩）

第三节　脊柱骨折术后病例

（一）病例资料

患者贾某，男，62岁，因"双下肢麻木20余年，加重伴腰痛2余年"入院，X线片显示有陈旧性压缩骨折。行经后路$L_4 \sim L_5$椎间盘切除，椎管减压，植骨融合内固定术。实验室输血全套检查表明无常见感染病，彩超等检查表明无血栓等问题。

（二）康复评定

脊柱功能与结构评定详见第一章第四节。

（三）矫形器方案

1. 设计原理

通过与腰骶部全面接触，在矢状面、冠状面、水平面上维持脊柱的对线，控制腰骶部的运动。同时提高了腹压，减轻腰骶部的负荷。

2. 结构

用低温热塑板材在患者身上直接模塑制作而成，结构上分为前后两片，前块上缘位于剑突下2.5cm，前块下缘到达耻骨联合上方1.3cm处，并沿腹股沟褶走行，呈"M"形结构，以确保患者髋关节至少可以屈曲90°坐下，后块上缘到达肩胛下角，下缘到臀沟。前后两片连接，可以进行无极调节。矫形器在前侧腹部可开窗口，以缓解患者进食后胃部和腹部的不适感。

3. 制作步骤

（1）摆正体位，确保患者身躯、骨盆稳定平直，各椎体至功能位进行取模制作。

（2）测量胸廓围长（剑突下2.5cm），根据测量的尺寸剪切低温热塑板材。

（3）把低温热塑板材放在恒温水箱里2～3分钟，直到材料变软可塑。

（4）取出板材，用毛巾擦干并置于患者背面，可以沿着后侧中线打褶以增加材料强度。

（5）待材料变硬之后，让患者翻身，仰卧于检查床上，用胶带固定矫形器后块以保持外侧壁的形状。

（6）将用于制作矫形器前块的板材置于恒温水箱中直至变软可塑，然后将板材放在身体前面，抚平热塑板并塑出髂棘的形状。

（7）修剪矫形器，在骨性突起的地方适当减压，然后订上扣子和扣带。

（四）矫形器适配与训练

1. 佩戴矫形器

为防止体位性低血压的发生，为患者配戴矫形器后应进行站立、步行训练。

2. 体位适应性训练

（1）嘱患者先取侧卧位，将矫形器后半部置于躯干的后面；再取平卧位，将矫形器前半部置于胸腹部。使矫形器前后边缘在腋中线重叠，将矫形器松紧度调节好，用固定带系紧后，患者方可下床活动。

（2）将患者床头按照30°—50°—70°—80°逐渐抬高。询问患者感觉，如是否有疼痛、头晕不适等情况，以帮助矫形师鉴别一些常见的并发症。

（3）在患者无明显不适，术后脊柱稳定的情况下可坐起至床边，进行转移功能训练。转移技巧：从坐到卧，先将患者轴向翻身至床边，即要求患者头肩部和腰、腿保持在一条线上进行翻身，同时同向翻动，不能有扭动，以预防脊椎再损伤及关节脱位。然后在医护人员帮助下或者自主将双腿先放至床下，最后患者双手撑床，从侧卧位将身体撑起至坐位。在从坐到站过程中，治疗师或家属给予帮助时应控制肩胛带和骨盆两个位置以最大化保证稳定，同时患者后方应有人进行保护。

（4）从坐到站：体位转移，患者双脚踩地，并保证足跟着地，然后患者重心前移至双足，身体微向前倾，最后通过双腿、髋关节的力量完成站起动作。整个过程中时刻注意患者的感觉以及治疗师的保护。

（5）站立训练：当患者在坐位无不适、脊柱稳定时可进行。

（6）步行训练：站起后无不适后可开始进行步行训练，步行过程中注意控制与保护。

3. 取脱矫形器

嘱患者先取平卧位，按与佩戴程序相反的顺序取下矫形器。除去矫形器后仰卧于床上，腰下垫薄枕（高3～4cm）以维持腰部的生理弯曲。

（五）矫形器的使用宣教

1. 矫形器的使用方法

（1）教会患者及家属学会矫形器的佩戴和取脱。

（2）矫形器的佩戴和取脱应在床面上进行，患者早期进行下地行走训练时应有陪护，以避免因身体不适等导致滑倒，预防二次损伤。

（3）卧床休息时矫形器应除去，避免压伤。

（4）翻身时要注意使患者的肩部和臀部在同一平面上，不能扭转；饮食不宜过饱，以免胃部膨胀使矫形器过紧而引起不适；如果没掌握正确的佩戴矫形器的方法以及佩戴不合体的矫形器，长时间地持续压迫，尤其是骨性凸起处，可引起压疮、神经压迫等症状。

（5）佩戴时间应根据患者的具体情况而定，一般需佩戴3个月后，拍片复查，再逐步减少佩戴矫形器的时间。

2. 矫形器的保养方法

用温水加普通清洁剂将矫形器清洗干净，用毛巾拭干抚平，或平放于阴凉处晾干备用，禁用强清洁剂用力清洗、吹风机吹干或在阳光下曝晒，以免使矫形器变形、变脆。矫形器变形后易造成受力点不准，达不到固定作用，造成再次损伤而加重病情。

（六）总结

1. 矫形器的作用

（1）帮助患者早期下床活动，减少卧床并发症的发生。

（2）矫形器可辅助内固定器材，减少对骨折愈合不利的剪应力，增加能促进骨折愈合的压应力，促进骨折的愈合。

（3）矫形器在脊柱损伤节段达到生物性融合前可降低因身体活动引起的内固定器材的反复疲劳性负荷，减少内固定器材疲劳性断裂的发生率。

（4）促进患者早期进行功能锻炼，减少了骨折等并发症的发生。

2. 术后矫形器的佩戴

通常需要佩戴3～6个月，需要根据患者的具体情况决定。患者术后经过1周左右卧床、半卧床、坐位等不同姿势佩带适应期后，可以开始下床活动，同时应注意预防摔伤。早期佩带和取脱矫形器均在床面上进行。卧床时可去除矫形器，但翻身时要注意使患者的肩部和臀部在同一平面上，避免扭转。

（刘　巍）